100

RECETTES À DÉVORER

LIGHT ET BON

pour la santé

SOLAR
EDITIONS

Directeur éditorial : Didier Férat
Édition : Marjorie Goussu
Création de la couverture : Claire Guigal / Adaptation : Stéphanie Aparicio
Mise en page & photogravure : Nord Compo
Fabrication : Laurence Duboscq

Solar | un département **place des éditeurs**

place
des
éditeurs

ISBN : 978-2-263-15409-6
Code éditeur : S15409/02
Dépôt légal : janvier 2018
Imprimé en Espagne par Macrolibros

SOMMAIRE

Des recettes light à dévorer 4

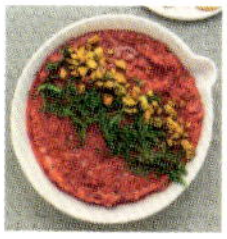
Apéros et entrées 6

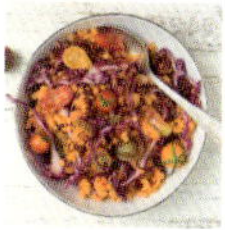
Plats complets de tous les jours 44

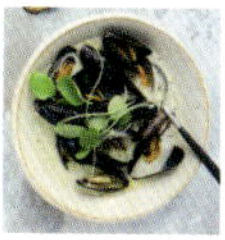
Plats light pour recevoir 82

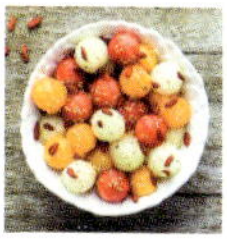
Desserts minceur 120

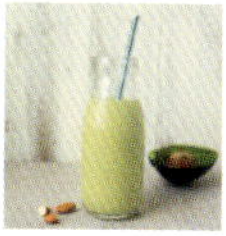
Petit déj et pauses sucrées 158

Index des recettes 192

Des recettes light à dévorer...

POUR BIEN COMMENCER LA JOURNÉE

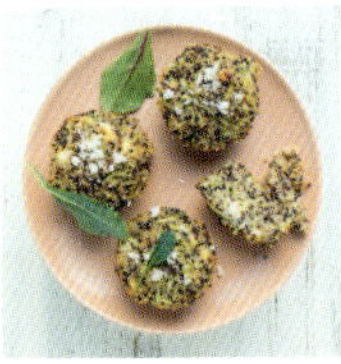

Œufs brouillés au parmesan, p. 180

Muesli au yaourt de soja et kiwi, p. 176

Muffins de quinoa aux courgettes et à la feta, p. 22

POUR ÉPATER SES BEAUX-PARENTS

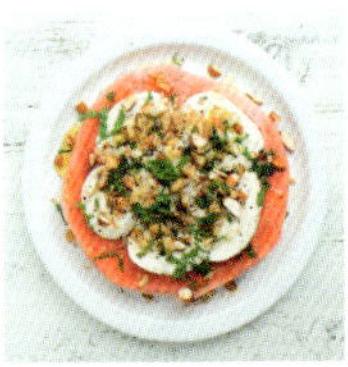

Salade de pastèque et mozzarella aux noix, p. 28

Dorades royales au lait de coco, p. 102

Ananas flambé, sauce au sabayon, p. 146

POUR LES SOIRÉES COCOONING

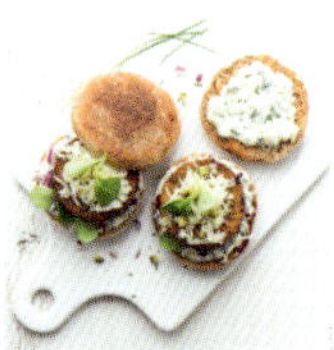

Bouillon thaï, p. 36

Veggie burger, p. 62

Chaï latte léger, p. 162

AVANT D'ALLER AU SPORT

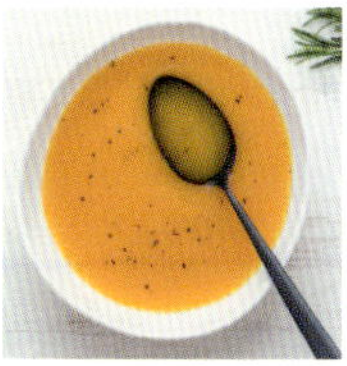

Bouchées d'abricot, p. 16

Soupe de potimarron au curcuma, p. 42

Céréales de quinoa au sésame noir, p. 166

QUAND LES COPAINS S'INVITENT À DÎNER

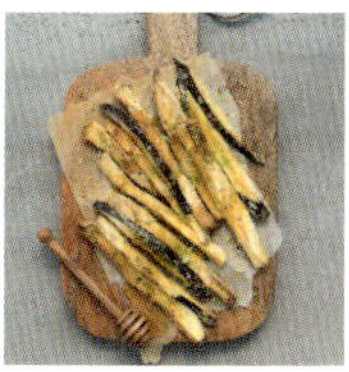

Frites d'aubergine à la polenta, p. 14

Crumble de poulet et légumes du soleil, p. 64

Compote de poires à la badiane, p. 126

QUAND ON A DES ENVIES DE CHOCOLAT

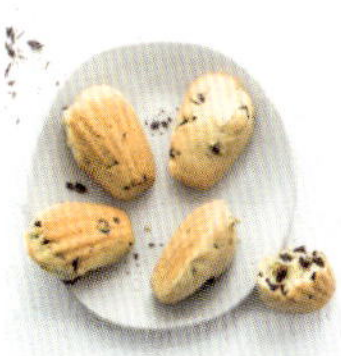

Crème de sarrasin grillé à l'amande, p. 130

Petites crèmes chocolatées aux graines de chia, p. 136

Madeleines aux pépites de chocolat, p. 190

HOUMOUS DE BETTERAVE

Pour 6 personnes
Préparation : 15 min
Cuisson : 40 min

2 betteraves crues
400 g de pois chiches en bocal
Le jus et le zeste de 1 citron
2 gousses d'ail
2 cuil. à café de purée de sésame
5 cl d'huile d'olive
5 g d'aneth ciselé
30 g de pistaches hachées
Sel, poivre

1. Préchauffez le four à 190 °C (th. 6-7).

2. Épluchez les betteraves et découpez la base, un peu dure. Enveloppez chaque betterave de papier d'aluminium, puis enfournez jusqu'à ce qu'on puisse les percer facilement avec la pointe d'un couteau, 40 minutes environ.

3. Coupez les betteraves en quartiers et déposez-les dans le bol d'un robot. Ajoutez les pois chiches égouttés et rincés, le jus de citron et le zeste, les gousses d'ail écrasées, la purée de sésame et l'huile d'olive, puis mixez jusqu'à l'obtention d'une pâte homogène.

4. Assaisonnez en ajoutant sel, poivre et un peu de jus de citron et d'huile d'olive si nécessaire. Servez dans un bol et parsemez d'éclats de pistache et d'aneth.

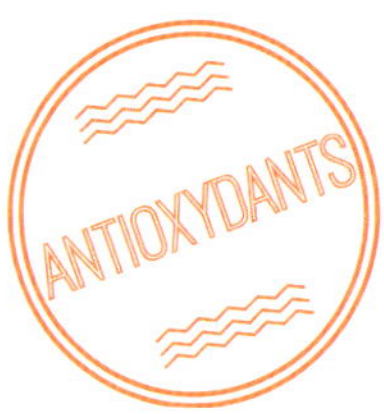

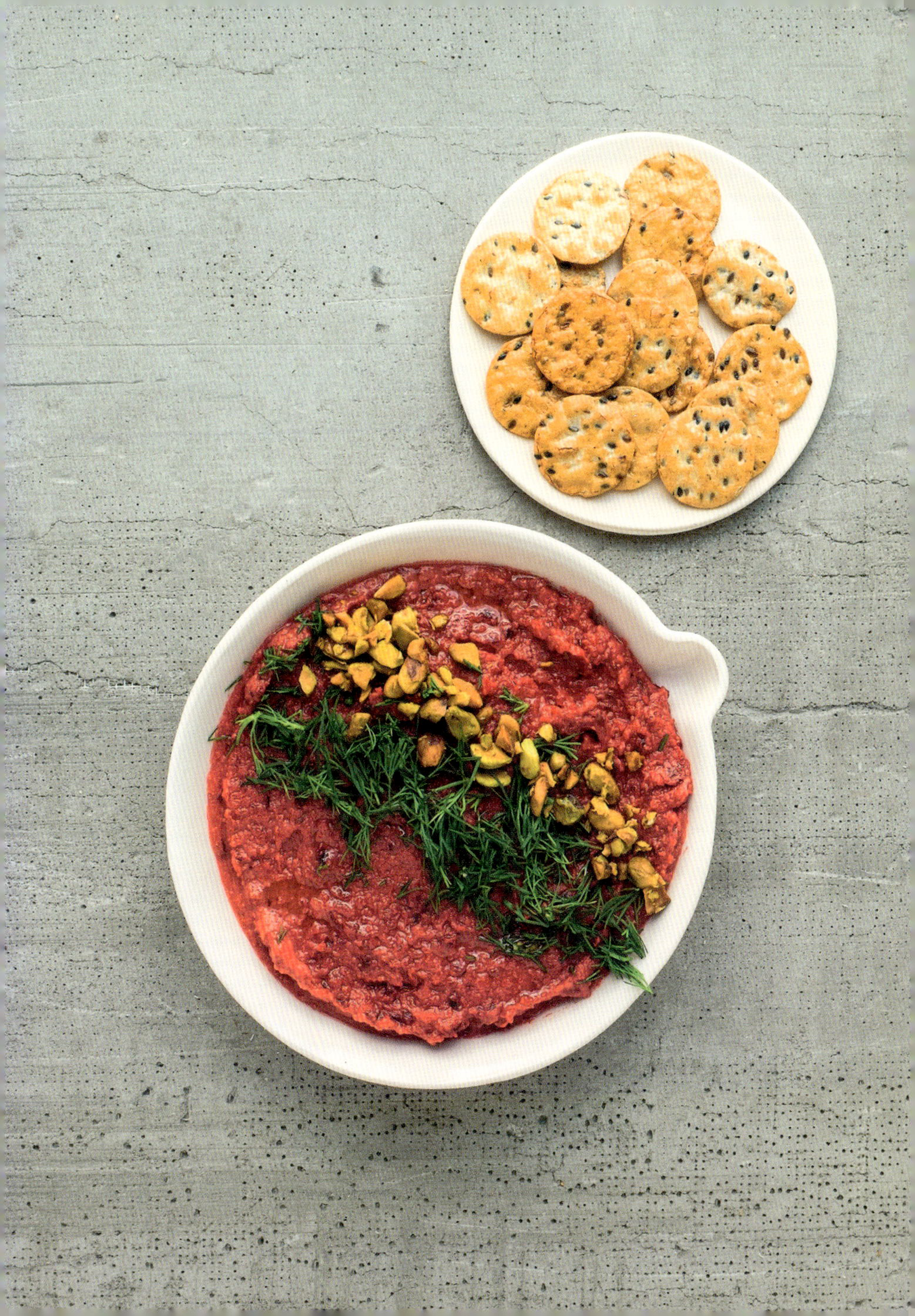

CAPONATA D'AUBERGINE

Pour 6 personnes
Préparation : 20 min
Cuisson : 30 min

1 aubergine
1 poivron rouge
30 g de pignons grillés
½ oignon
1 gousse d'ail
6 cl d'huile d'olive + 1 filet
6 cl de sauce tomate
2 filets d'anchois
2 cuil. à café de vinaigre balsamique sucré
1 cuil. à soupe de vinaigre de vin rouge
Le jus de ½ citron
1 pincée de piment d'Espelette
15 g de roquette
15 g de basilic
Sel, poivre

1. Faites saisir le poivron entier dans une poêle, à feu vif, jusqu'à ce que sa peau noircisse, une quinzaine de minutes environ, en alternant les côtés. Retirez la peau sous l'eau froide, puis le cœur et les graines. Coupez le poivron en lamelles.

2. Faites chauffer l'huile d'olive dans une poêle et déposez-y l'aubergine coupée en dés, assaisonnez et laissez cuire 10 minutes environ. Réservez dans un bol.

3. Arrosez la poêle d'un filet d'huile d'olive, ajoutez l'oignon haché et les lamelles de poivron. Versez le vinaigre balsamique et la sauce tomate dans la poêle. Faites cuire 10 minutes, salez, puis mettez ce mélange dans le bol contenant l'aubergine.

4. Ajoutez à cette préparation les anchois rincés et hachés, le vinaigre de vin, le piment d'Espelette, le jus de citron, l'ail, la roquette et le basilic hachés. Assaisonnez, parsemez de pignons et servez avec des tranches de pain complet grillées.

SUPER DIGESTE

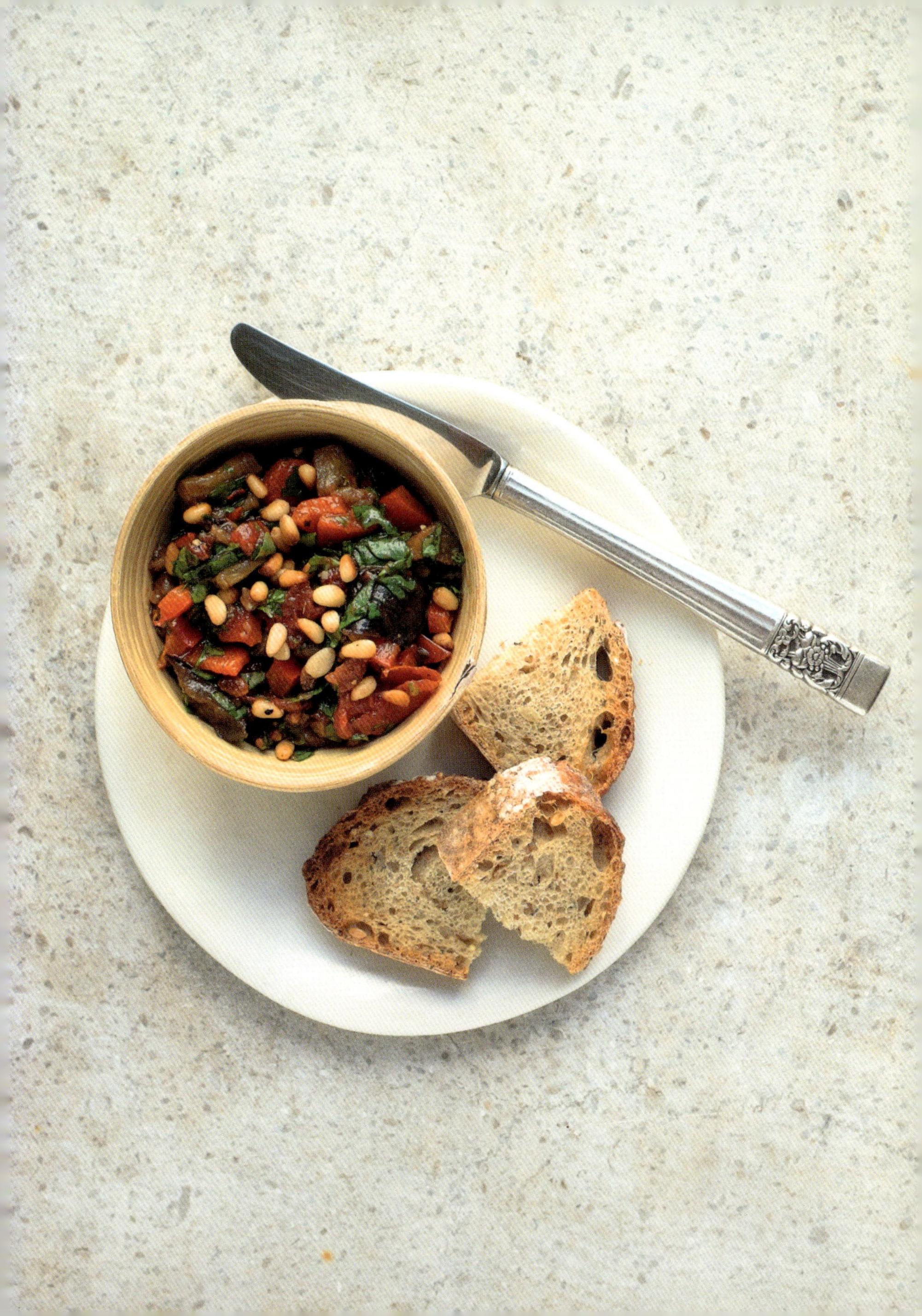

FAISSELLES DE CHÈVRE, *pois gourmands et graines*

Pour 4 personnes
Préparation : 20 min
Cuisson : 10 min

4 faisselles de chèvre
120 g de pois gourmands
30 g de graines de tournesol
100 g de tomates cerises
1 cuil. à soupe d'huile de tournesol vierge
2 cuil. à soupe de vinaigre balsamique rouge
5 brins de persil plat
1 brin de menthe
Sel, poivre

1. Équeutez les pois gourmands et plongez-les dans une casserole d'eau bouillante. Laissez-les cuire 3 minutes. Passez-les sous l'eau froide et égouttez-les.

2. Faites dorer les graines de tournesol 3 minutes dans une petite poêle, sans matière grasse.

3. Mélangez l'huile de tournesol et le vinaigre balsamique, salez et poivrez. Rincez les tomates et coupez-les en deux. Rincez, effeuillez et hachez les herbes.

4. Démoulez les faisselles, égouttez-les et déposez-les au centre de 4 assiettes. Ajoutez autour les pois gourmands et les tomates découpées, versez la sauce et parsemez les herbes. Dégustez aussitôt.

RICHE EN PROTÉINES

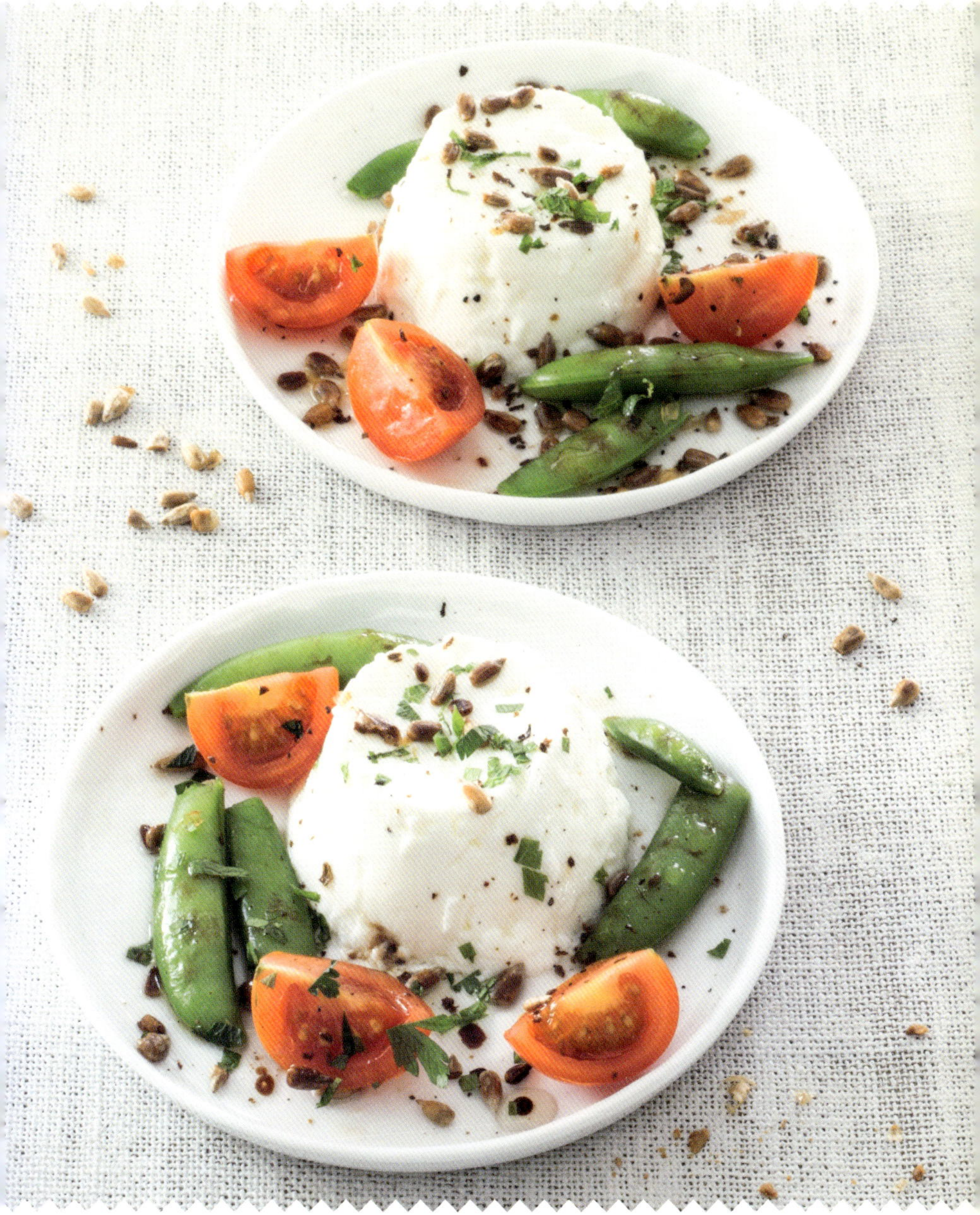

CHOU-FLEUR
rôti aux épices

Pour 4 personnes
Préparation : 10 min
Cuisson : 55 min

1 chou-fleur
5 cuil. à soupe d'huile d'olive
1 cuil. à soupe de zaatar
1 cuil. à café de paprika fumé
10 g de persil
Sel, poivre
Fleur de sel

SPÉCIAL SAVEURS VENUES D'AILLEURS

1. Préchauffez le four à 200 °C (th. 6-7).

2. Coupez délicatement la tige du chou-fleur en faisant bien attention à le garder entier et passez-le sous l'eau froide.

3. Mélangez dans un petit bol 3 cuillerées à soupe d'huile d'olive avec le zaatar et le paprika fumé, salez et poivrez. Badigeonnez le chou-fleur du mélange, puis déposez le chou-fleur dans une poêle en fonte et couvrez-la d'aluminium.

4. Faites cuire au four 45 minutes environ jusqu'à ce que la pointe d'un couteau perce facilement le chou-fleur. Retirez l'aluminium et faites rôtir sous le gril du four 10 minutes pour que le chou-fleur dore.

5. Émincez le persil, mélangez-le avec 2 cuillerées à soupe d'huile d'olive. Enduisez le chou-fleur de cette huile et servez en tranches avec un peu de fleur de sel.

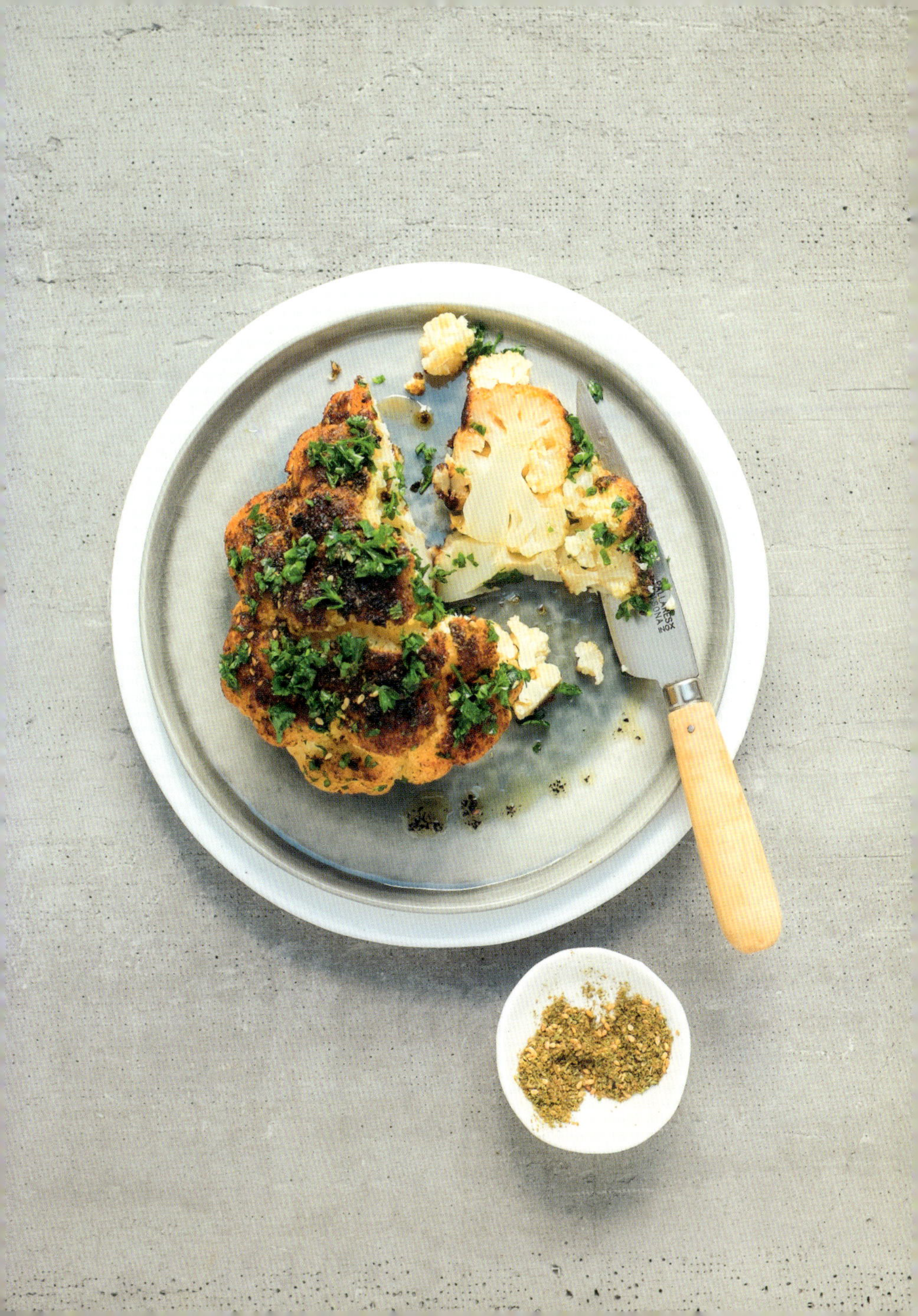

FRITES D'AUBERGINE
à la polenta

Pour 4-6 personnes
Préparation : 10 min
Repos : 1 h
Cuisson : 25 min

1 aubergine
50 cl de lait végétal au choix
150 g de polenta
Le zeste de 2 citrons verts
2 cuil. à soupe de miel
1 cuil. à soupe d'huile d'olive
1 pincée de sel
Poivre

1. Coupez l'aubergine en petits bâtonnets, placez-les dans un bol et versez le lait dessus. Laissez reposer 1 heure.

2. Préchauffez le four à 220 °C (th. 7-8).

3. Mélangez la polenta avec le sel dans un plat, retirez les bâtonnets d'aubergine du lait et roulez-les dans le mélange afin que les morceaux soient recouverts d'une couche de polenta.

4. Transférez les bâtonnets d'aubergine sur une plaque allant au four recouverte de papier sulfurisé. Arrosez d'huile d'olive et faites cuire pendant 25 minutes.

5. Parsemez de zestes de citron vert, de miel et poivrez avant de servir.

SUPER DIGESTE

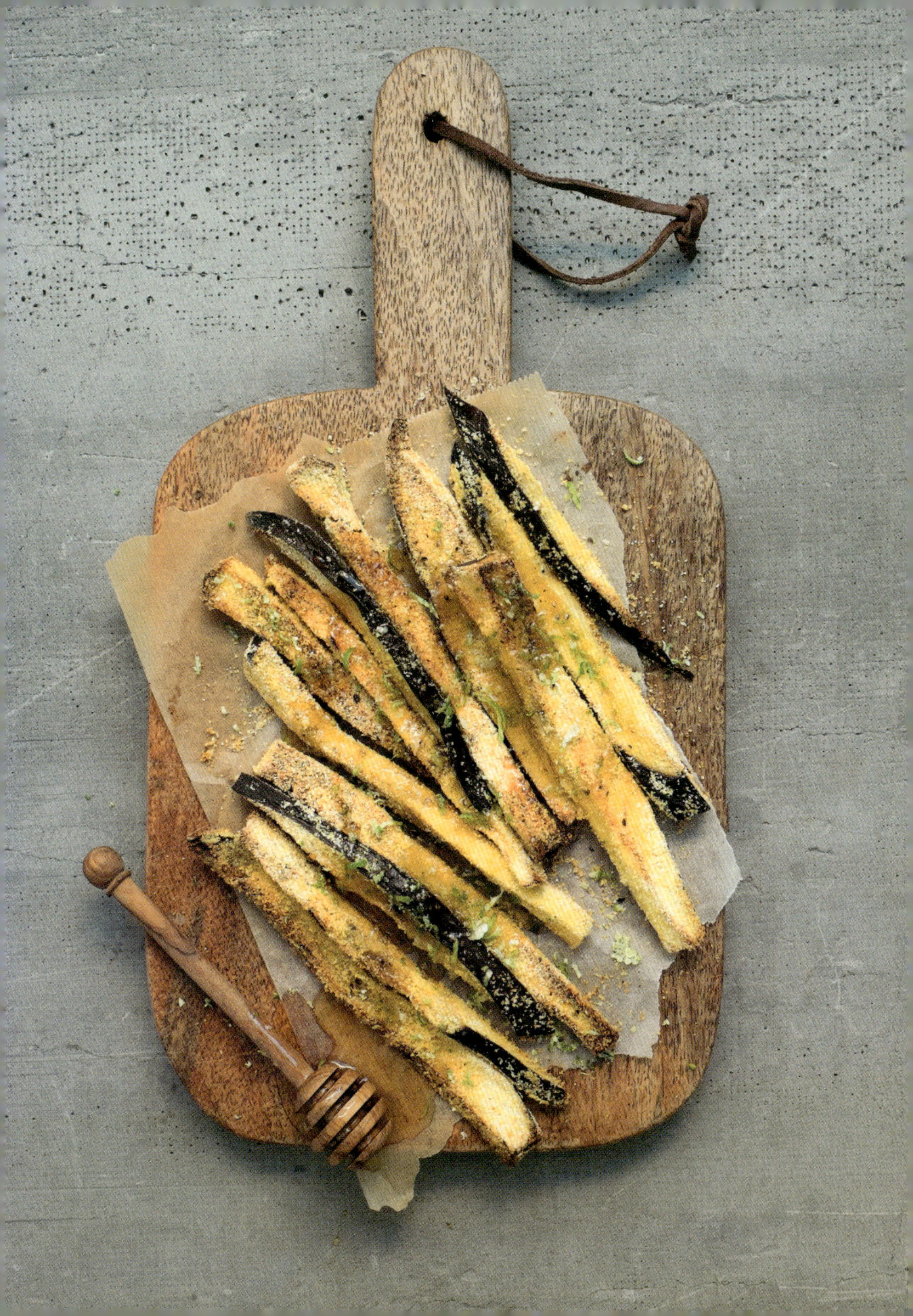

BOUCHÉES D'ABRICOT

Pour 10 bouchées
Préparation : 10 min

10 abricots secs
50 g de chèvre frais
30 g de noix
2 branches de thym
1 cuil. à soupe d'huile d'olive
Sel, poivre

1. Ciselez 1 branche de thym. Dans un petit bol, mélangez le chèvre avec le thym ciselé, arrosez d'huile d'olive et assaisonnez.

2. Roulez le mélange de chèvre en 10 petites billes et placez-les sur chaque abricot.

3. Déposez dessus 1 cerneau de noix et quelques feuilles de thym.

POUR LES GRANDS DÉBUTANTS

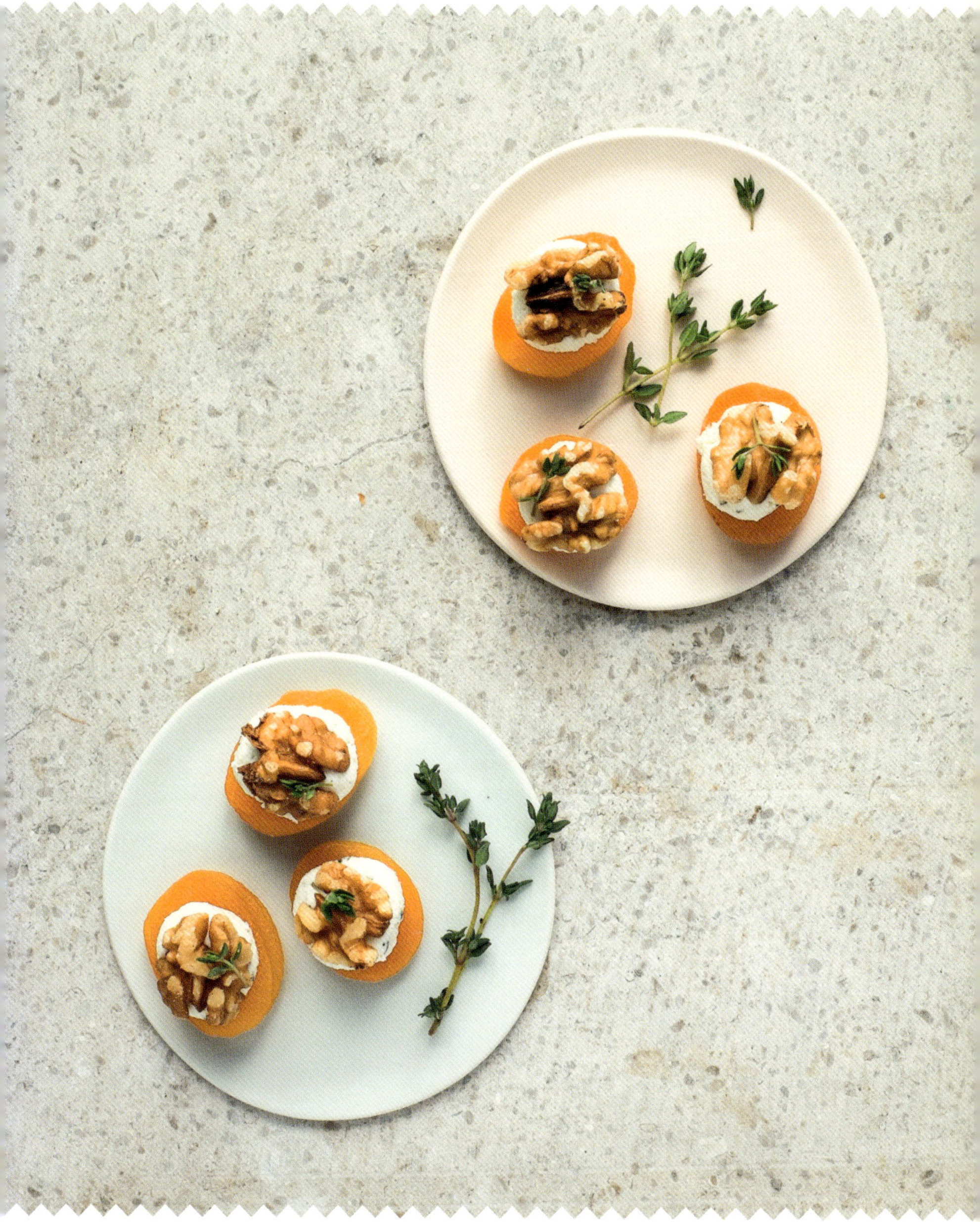

TARTINADE DE FÈVES
à l'orientale

Pour 6 personnes
Préparation : 25 min
Cuisson : 15 min
Réfrigération : 1 h

300 g de fèves surgelées
1 petite courgette
1 oignon
1 gousse d'ail
1 pincée de cumin
1 pincée de cannelle
1 pincée de piment
1 cuil. à café d'huile d'olive
5 brins de persil plat
5 brins de coriandre
Sel, poivre

1. Faites cuire les fèves 8 minutes à l'eau bouillante salée, égouttez-les et enlevez la pellicule fibreuse qui les entoure.

2. Lavez la courgette et coupez-la en petits dés. Étalez-les sur une assiette, couvrez de papier film et faites cuire 3 minutes au micro-ondes, puis égouttez-les. Pelez et hachez l'ail et l'oignon. Rincez, effeuillez et hachez les herbes.

3. Versez les fèves, les dés de courgette, l'ail, l'oignon et les épices dans le bol d'un robot. Mixez quelques secondes pour obtenir un mélange lisse.

4. Ajoutez à la purée de fèves l'huile d'olive et les herbes hachées. Salez et poivrez. Servez frais.

VITAMINE C

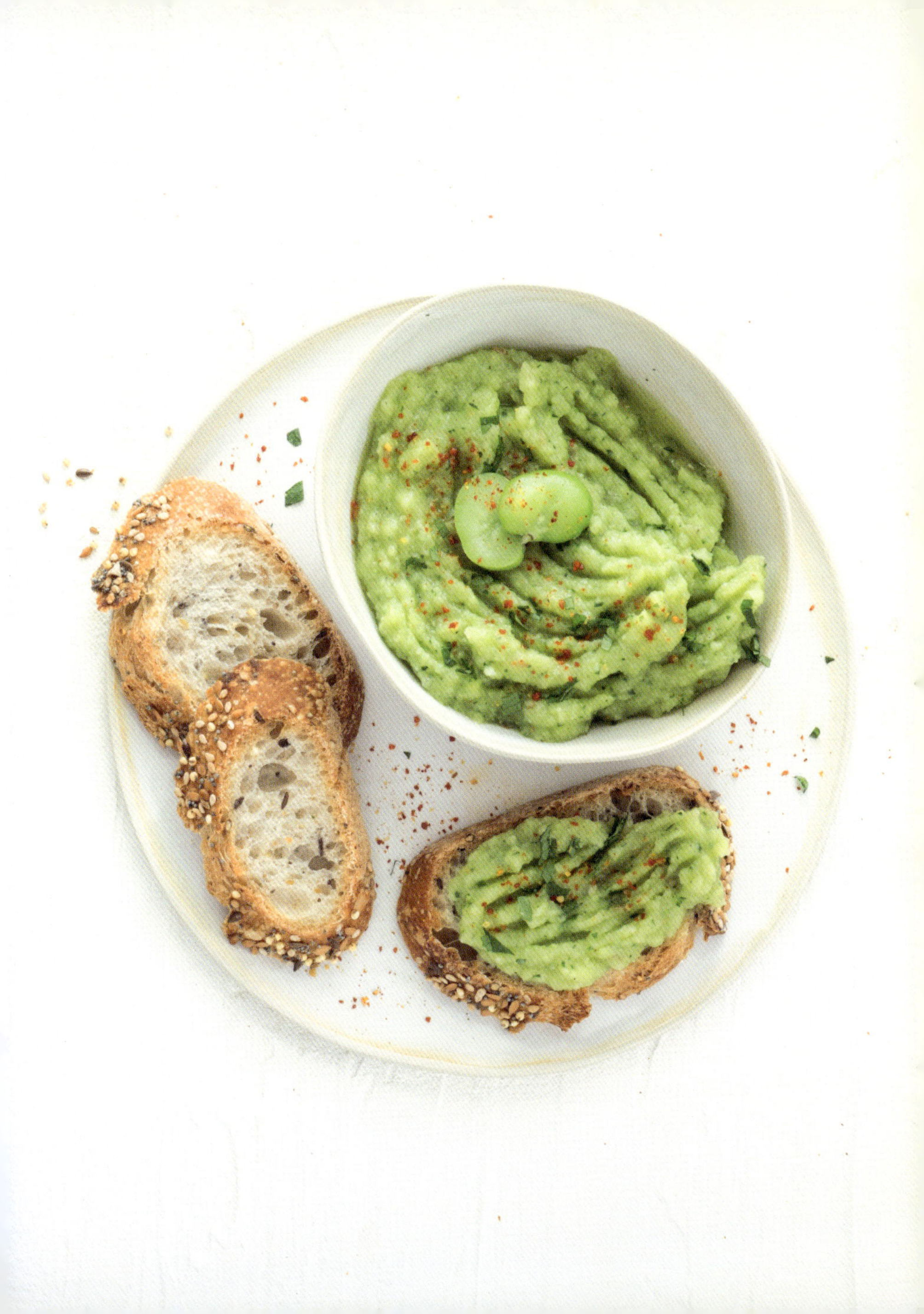

TARTINADE DE LENTILLES
corail au sésame

Pour 6 personnes
Préparation : 20 min
Cuisson : 20 min
Repos : 30 min

100 g de lentilles corail
1 tranche de potiron
1 petit oignon
1 gousse d'ail
1 cuil. à café de curry jaune
2 cuil. à soupe de crème de coco
1 cuil. à soupe de sésame blond
Sel, poivre

1. Coupez la chair du potiron en petits dés, après l'avoir pelé. Pelez et hachez l'ail et l'oignon.

2. Versez dans une casserole les lentilles, les dés de potiron, l'oignon et l'ail, le curry et ½ verre d'eau. Couvrez et laissez mijoter 15 minutes.

3. Retirez le couvercle et poursuivez la cuisson 5 minutes, à feu vif, pour laisser évaporer le liquide.

4. Salez, poivrez, liez avec la crème de coco. Versez dans un bol et laissez refroidir. Saupoudrez de sésame au moment de servir.

ANTIOXYDANTS

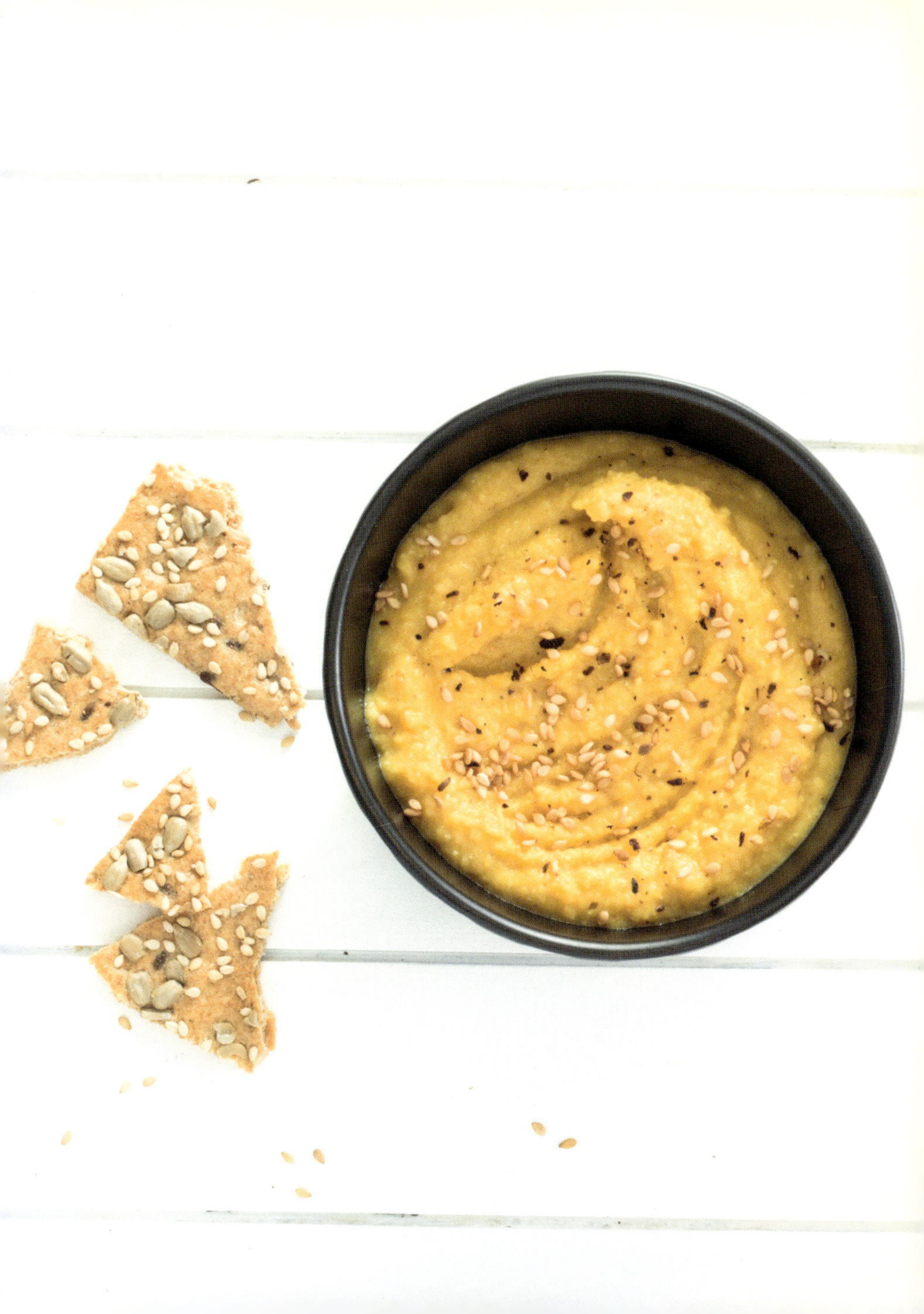

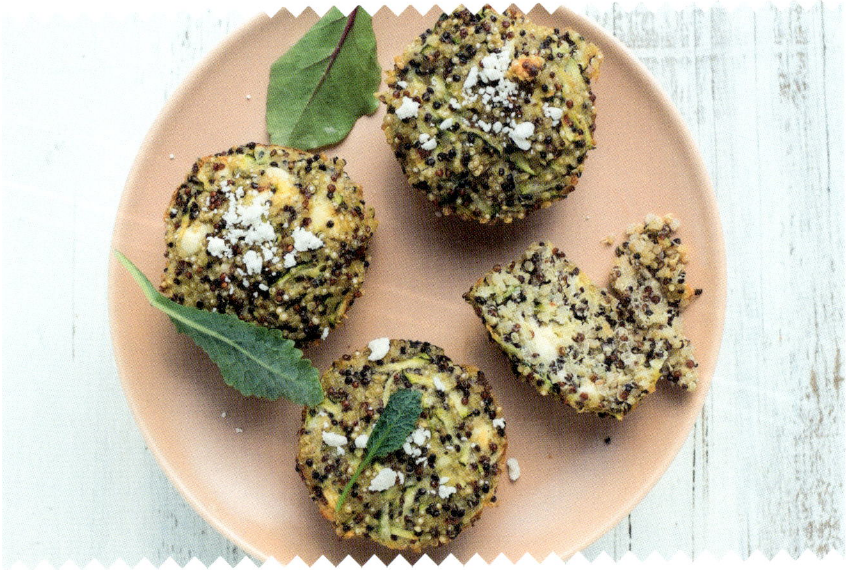

MUFFINS DE QUINOA
courgette et feta

Pour 9 muffins
Préparation : 10 min
Cuisson : 30 min (hors cuisson du quinoa)

200 g de quinoa
1 courgette
100 g de feta + un peu pour la garniture
2 œufs
1 cuil. à soupe d'huile d'olive + un peu pour les moules
1 cuil. à café de zaatar
1 pincée de piment d'Espelette
Sel, poivre

1. Préchauffez le four à 180 °C (th. 6). Rincez et faites cuire le quinoa en suivant les instructions sur l'emballage.

2. Émiettez la feta et mettez-la dans un petit bol, puis versez l'huile d'olive et parsemez de zaatar. Râpez la courgette et égrenez le quinoa.

3. Mélangez dans un bol le quinoa, la courgette râpée, la feta marinée, le piment d'Espelette et les œufs. Assaisonnez et transférez le mélange dans des moules à muffins huilés. Enfournez pour une trentaine de minutes. Parsemez de feta émiettée et servez aussitôt.

TARTELETTES TRÈS LIGHT
aux tomates

POUR LES GRANDS DÉBUTANTS

Pour 4 personnes
Préparation : 25 min
Cuisson : 15 min
Repos : 30 min

4 feuilles de brick
3 tomates moyennes
1 œuf
4 cl de lait
1 cuil. à soupe de Maïzena®
1 cuil. à soupe d'huile d'olive
4 cuil. à café de parmesan
4 cuil. à café de moutarde forte
4 feuilles de basilic
Sel, poivre

1. Découpez les feuilles de brick en quatre et huilez très légèrement, au pinceau, les contours. Garnissez 4 petits moules à tarte avec les 4 morceaux superposés, en décalant les angles.

2. Préchauffez le four à 180 °C (th. 6). Rincez les tomates et coupez-les en dés, puis pressez-les délicatement entre les mains, pour éliminer le surplus de jus et de graines.

3. Tartinez le fond de chaque tartelette avec un peu de moutarde, puis répartissez les dés de tomate par-dessus.

4. Battez l'œuf, la Maïzena® et le lait dans un bol. Salez et poivrez. Répartissez ce mélange sur les tartelettes et saupoudrez de parmesan. Enfournez pour 15 minutes. Dégustez tiède, décoré d'une feuille de basilic.

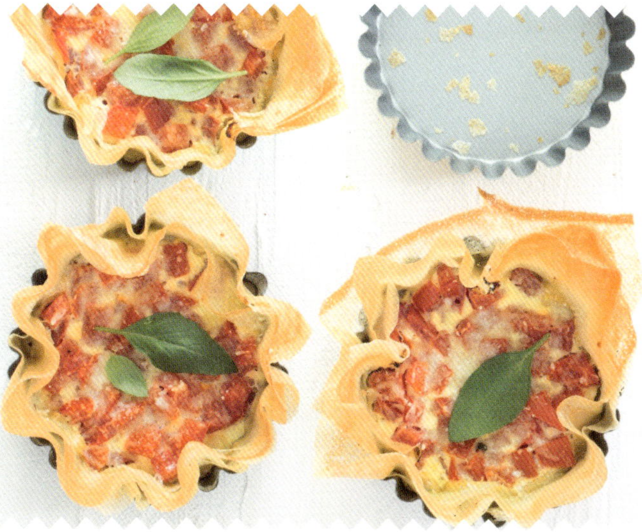

ROULEAUX DE PRINTEMPS
aux graines germées

Pour 4 personnes
Préparation : 30 min
Cuisson : 5 min
Repos : 5 min

8 petites feuilles de riz
80 g de vermicelles de riz
60 g de graines germées (alfalfa, radis, brocoli, fenouil, soja...)
½ laitue
½ bouquet de menthe
1 carotte
⅓ concombre
Sauce pour nems

SUPERALIMENTS

1. Plongez les vermicelles de riz dans de l'eau bouillante. Laissez-les gonfler hors du feu 5 minutes. Égouttez-les.

2. Lavez et séchez la salade, puis retirez la partie dure au centre de chaque feuille. Lavez les graines germées et la menthe, puis déposez-les sur du papier absorbant. Épluchez et râpez la carotte. Épluchez le concombre, coupez-le en deux, retirez les graines et détaillez-le en fines lanières.

3. Mouillez un torchon propre et étalez-le sur le plan de travail. Versez de l'eau chaude dans une grande assiette, déposez 1 feuille de riz dans l'eau et laissez-la s'assouplir. Retirez-la délicatement et déposez-la sur le torchon.

4. Au centre de la feuille, disposez des feuilles de menthe puis 1 feuille de salade, un petit tas de graines, la carotte, le concombre et les vermicelles de riz. Rabattez un côté large, les deux côtés plus étroits, puis roulez en maintenant bien serré. Recommencez avec les autres feuilles.

5. Si vous ne les dégustez pas immédiatement, emballez chaque rouleau dans un papier film. Servez avec de la sauce pour nems.

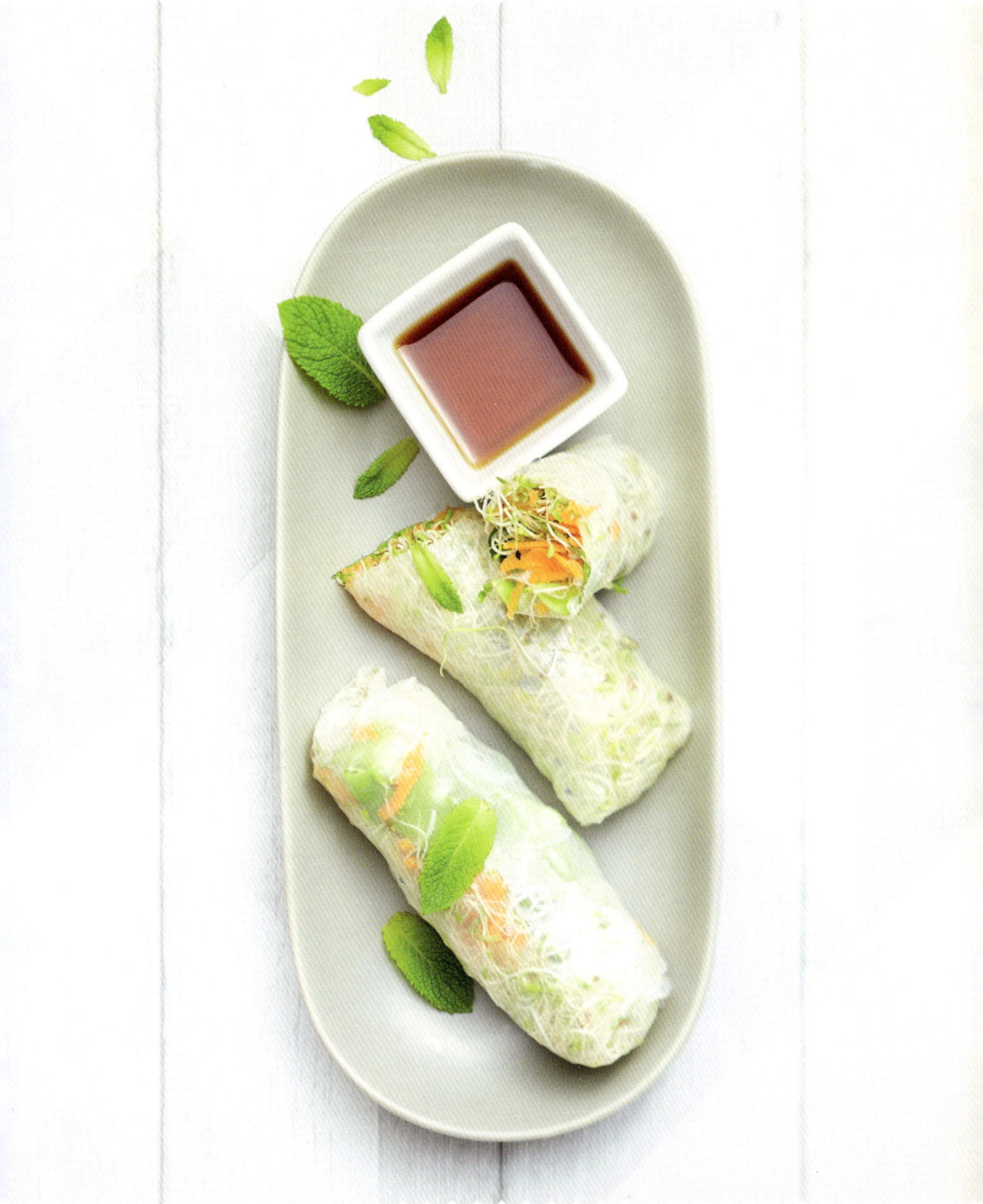

TABOULÉ D'HERBES
et boulgour complet

Pour 4 personnes
Préparation : 20 min
Repos : 1 h 15

80 g de boulgour complet
2 tomates bien mûres
2 tiges de menthe
2 oignons nouveaux
1 gros bouquet de persil plat
½ bouquet de coriandre
2 cuil. à soupe d'huile d'olive
Le jus de 1 citron
Sel, poivre

1. Rincez le boulgour, égouttez-le et versez-le dans un saladier.

2. Ajoutez le jus de citron, puis couvrez d'eau froide, à hauteur. Laissez reposer pendant la préparation des légumes (15 minutes environ).

3. Rincez le persil, la coriandre, la menthe et les oignons nouveaux, puis hachez-les assez finement. Rincez les tomates et coupez-les en petits dés.

4. Versez dans le boulgour les dés de tomate, les herbes hachées et l'huile d'olive. Salez, poivrez et mélangez.

5. Réservez 1 heure pour que le taboulé soit plus parfumé.

SPÉCIAL SAVEURS VENUES D'AILLEURS

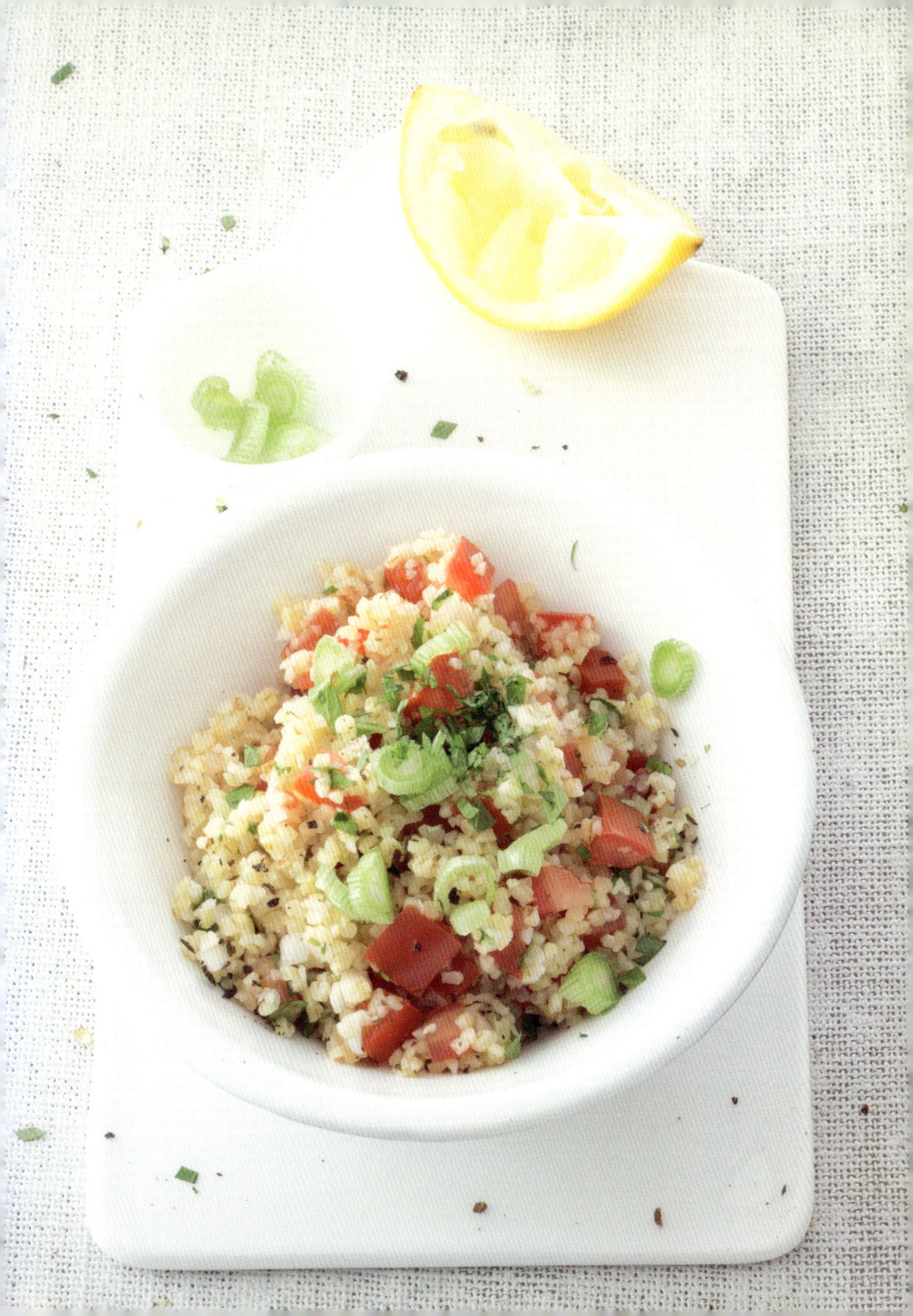

SALADE DE PASTÈQUE
et mozzarella aux noix

Pour 2-4 personnes
Préparation : 10 min

1 tranche de pastèque
1 boule de mozzarella
1 cuil. à soupe de noix
1 cuil. à soupe d'amandes
Quelques feuilles de menthe
Quelques feuilles de basilic
1 filet d'huile d'olive
Sel

1. Coupez la pastèque entière en tranches de 1 à 2 cm d'épaisseur, puis retirez la peau.

2. Coupez la mozzarella en rondelles et ciselez la menthe et le basilic. Hachez grossièrement les amandes et les noix.

3. Disposez les rondelles de mozzarella sur la pastèque, parsemez de menthe, de basilic, de noix et d'amandes. Arrosez d'huile d'olive et salez.

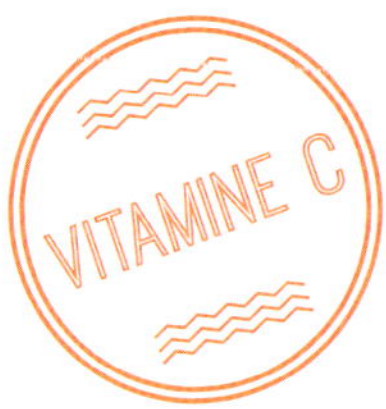

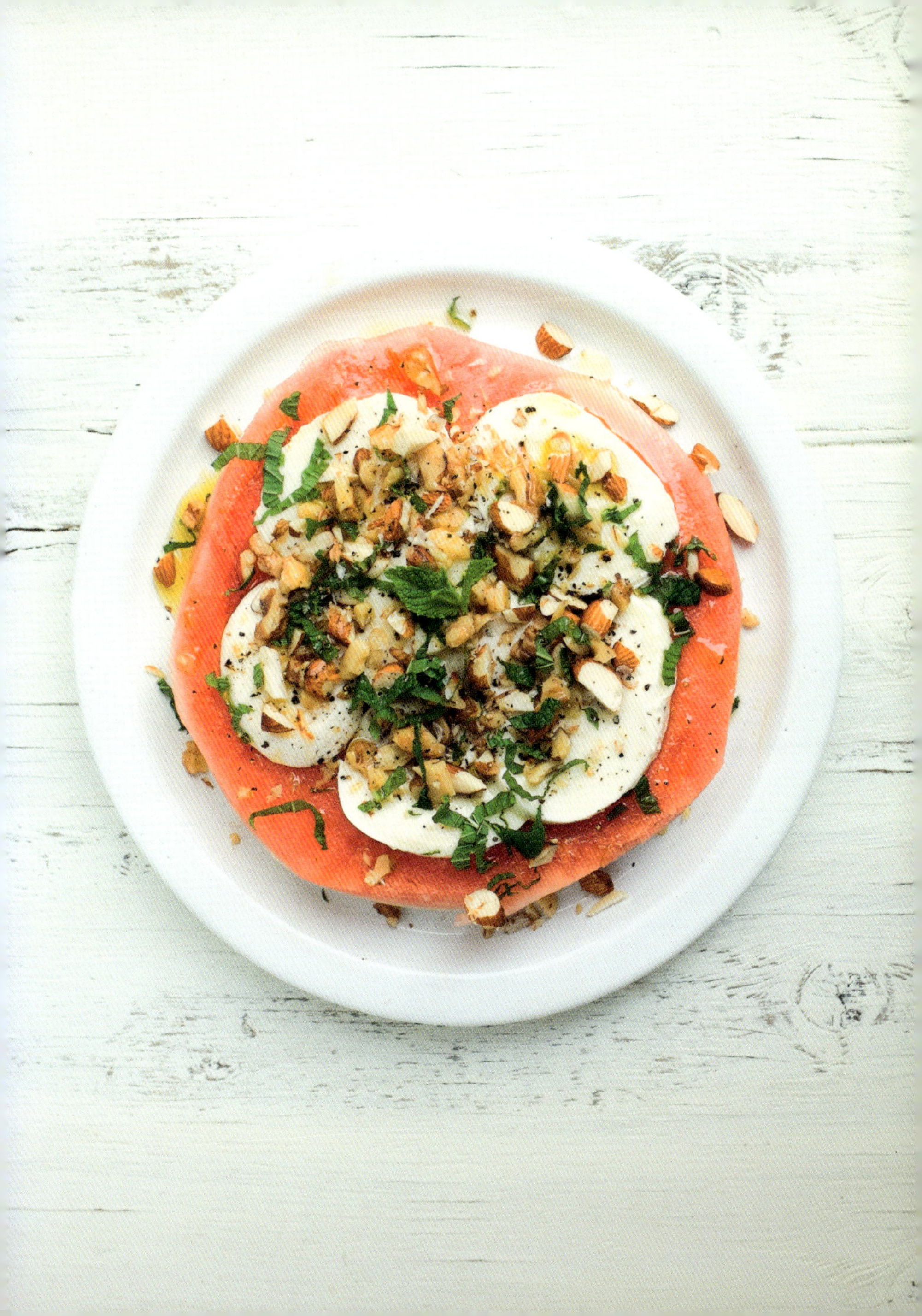

SALADE DE POULET, FÈVES,
fenouil et concombre sur toasts

Pour 4 personnes
Préparation : 10 min
Cuisson : 5-8 min

2 gros blancs de poulet
150 g de fèves surgelées
1 petit concombre
1 petit fenouil
1 échalote
2 cuil. à soupe d'estragon frais
1 cuil. à soupe de vinaigre de vin rouge
2 cuil. à café de jus de citron
1 cuil. à café de zestes de citron
8 tranches de pain de campagne aux graines de pavot
Huile d'olive
Sel, poivre

1. Faites cuire les blancs de poulet à la poêle avec un filet d'huile, 5 à 8 minutes environ de chaque côté. Pendant ce temps, dans une autre poêle, faites cuire les fèves 5 minutes avec un filet d'huile d'olive.

2. Mélangez les fèves dans un saladier avec le fenouil coupé en fines tranches, l'échalote hachée, l'estragon ciselé et le vinaigre. Ajoutez le poulet coupé en fines lamelles et le citron, salez et poivrez.

3. Pelez le concombre et préparez des rubans en le passant à la mandoline. Toastez les tranches de pain.

4. Répartissez le mélange poulet/fèves/fenouil sur le pain et garnissez de rubans de concombre et de zestes de citron.

POUR LES TRÈS PRESSÉS

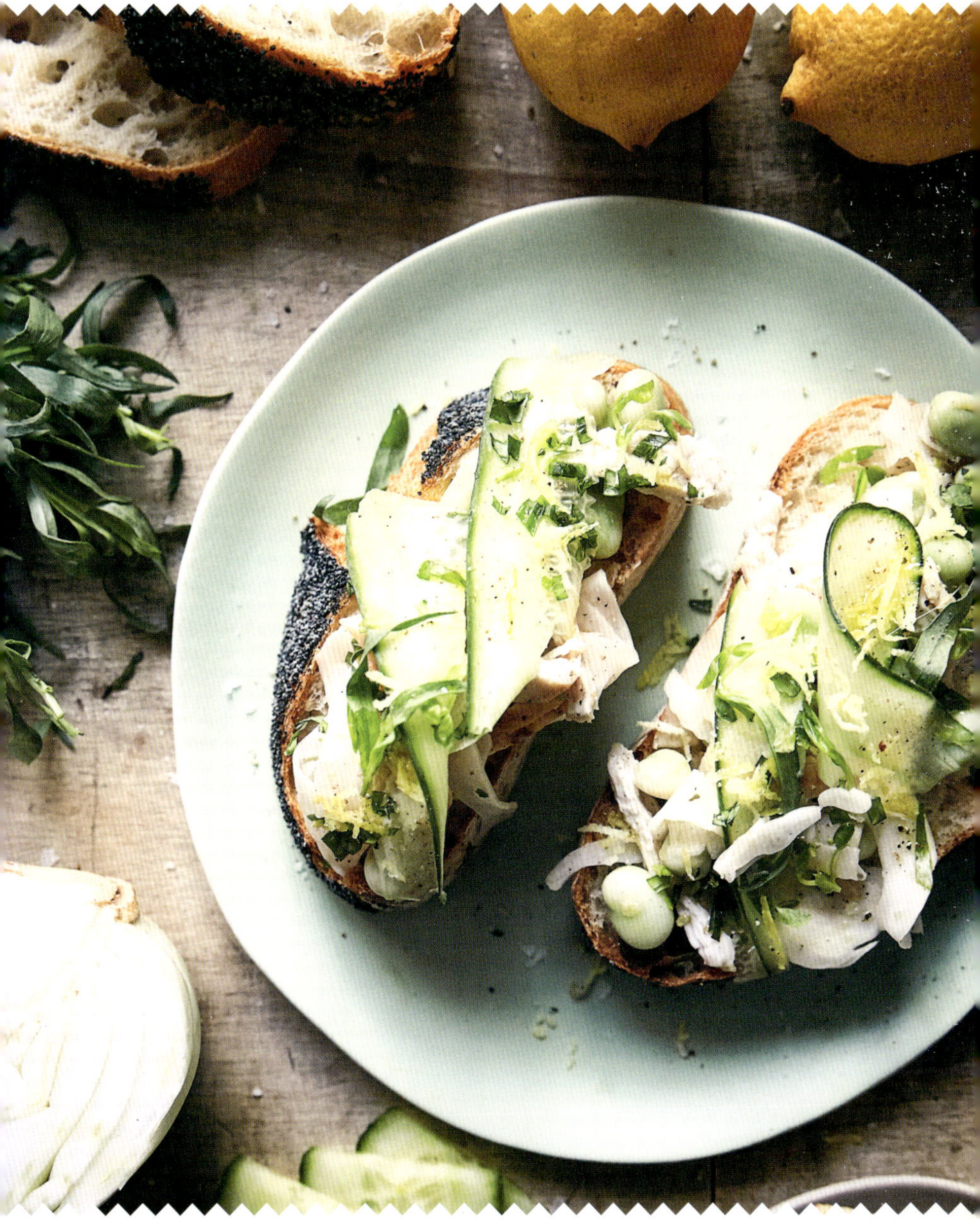

SALADE D'ASPERGES VERTES
au citron et amandes

Pour 4 personnes
Préparation : 20 min
Cuisson : 13 min

700 g d'asperges vertes surgelées
1 citron
30 g d'amandes effilées
150 g de fromage blanc à 0 % MG
1 cuil. à soupe d'huile d'olive
1 petite botte de ciboulette
Sel, poivre

1. Faites cuire les asperges vertes 10 minutes à la vapeur. Égouttez-les, disposez-les sur un plat et laissez tiédir.

2. Pendant ce temps, faites dorer les amandes effilées 3 minutes dans une poêle sans matière grasse. Lavez le citron, râpez le zeste pour en obtenir une petite pincée. Pressez le citron. Rincez et hachez la ciboulette.

3. Mélangez le fromage blanc, l'huile d'olive, 3 cuillerées à soupe de jus de citron, les zestes, la ciboulette. Salez et poivrez.

4. Versez la sauce sur les asperges, ajoutez les amandes effilées et servez aussitôt.

RICHE EN FIBRES

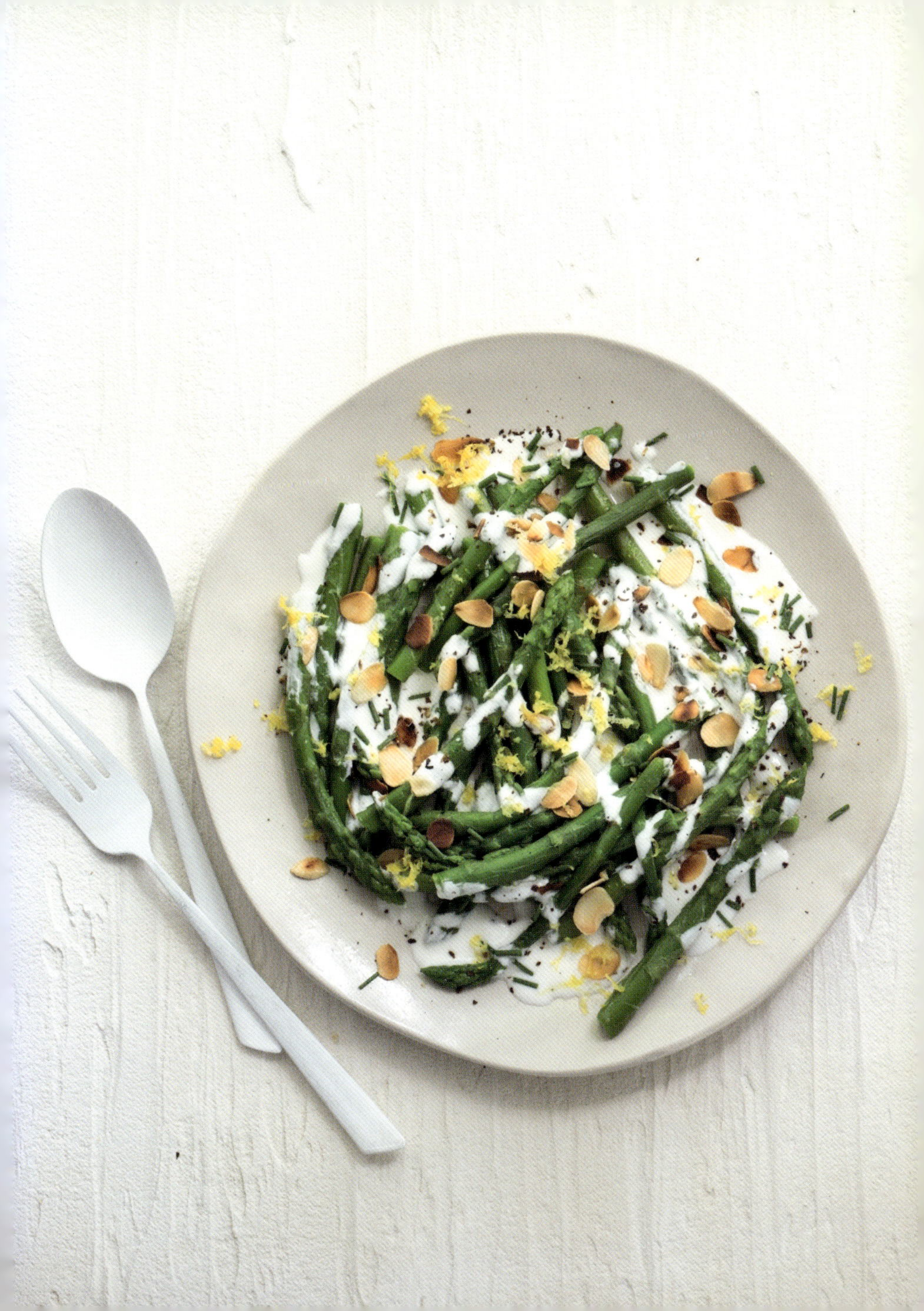

GASPACHO DE CAROTTE
et crème au curcuma

Pour 4-6 personnes
Préparation : 20 min
Trempage : 1 h
Cuisson : 10 min
Réfrigération : 4 h

7 carottes
½ oignon
45 cl de bouillon de légumes
23 cl de lait d'amande
1 oignon vert
(pour la garniture)
½ cuil. à café de sel
Poivre

Pour la crème au curcuma
18 cl de lait d'amande
1 cuil. à café de curcuma
80 g de noix de cajou
1 gousse d'ail

1. Faites tremper les noix de cajou dans un bol d'eau pendant au moins 1 heure.

2. Faites cuire les carottes pelées et coupées en morceaux, dans une casserole d'eau bouillante, pour une dizaine de minutes, puis transférez dans un bol d'eau glacée quelques minutes. Égouttez.

3. Épluchez et ciselez l'oignon. Transférez dans le bol d'un robot les carottes et l'oignon, puis versez le bouillon et le lait, salez. Mixez jusqu'à l'obtention d'un liquide homogène. Réfrigérez pendant 4 heures.

4. Égouttez les noix de cajou, dégermez et hachez l'ail finement. Déposez tous les ingrédients pour la crème au curcuma dans le robot et mixez jusqu'à l'obtention d'une crème onctueuse.

5. Coupez l'oignon vert finement. Servez chaque bol avec 1 cuillerée de crème au curcuma, parsemez d'oignon vert et poivrez.

ANTIOXYDANTS

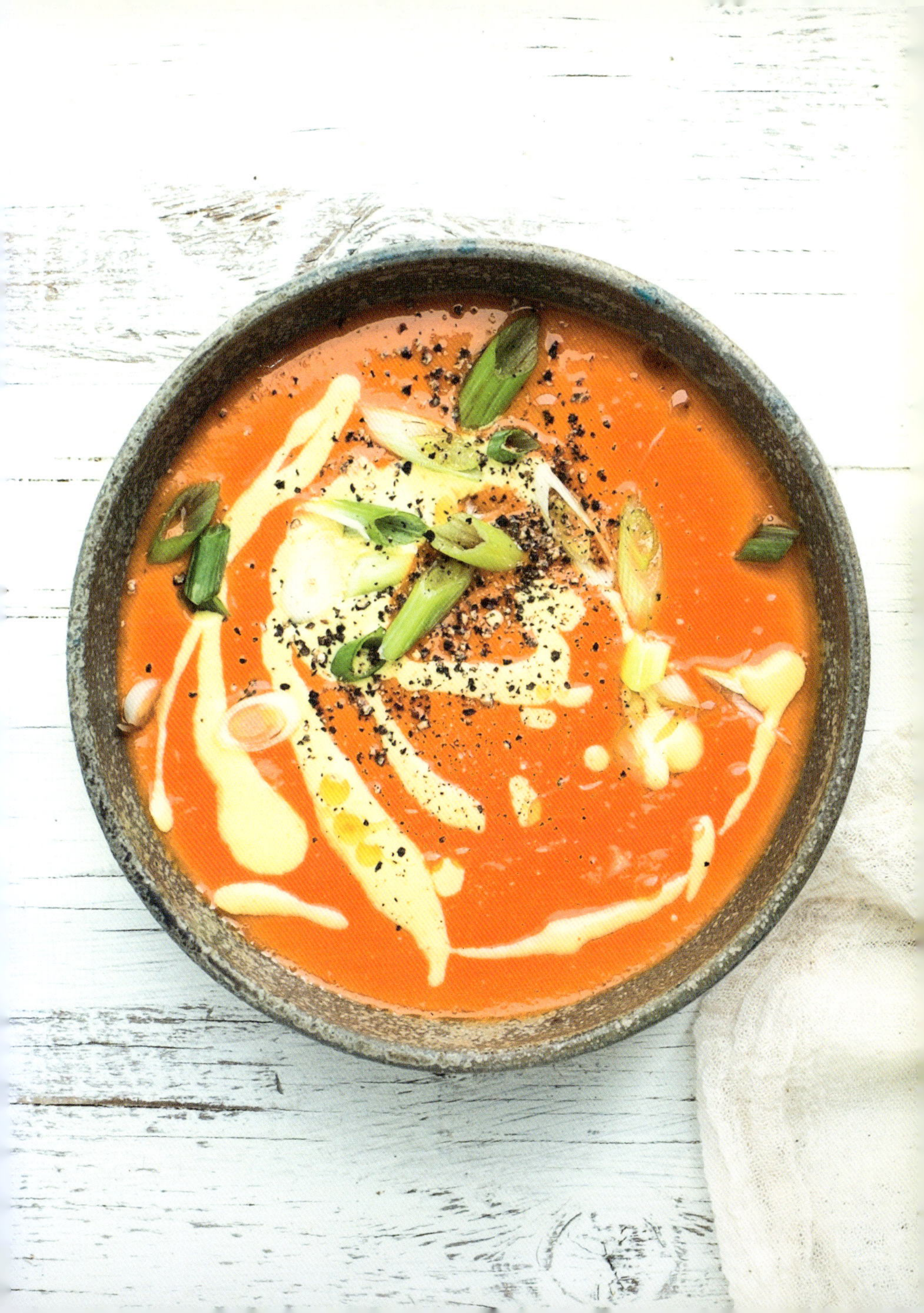

BOUILLON THAÏ

Pour 4 personnes
Préparation : 10 min
Cuisson : 15 min

1,5 l de bouillon de légumes
200 g de carottes
100 g de champignons de Paris
1 cm de gingembre
1 échalote
1 gousse d'ail
5 g de feuilles de coriandre + quelques feuilles pour le service
2 gouttes d'huile essentielle de citronnelle
3 cuil. à soupe d'huile de pépins de raisin
1 cuil. à soupe de sauce soja

1. Épluchez et râpez finement le gingembre. Épluchez les carottes et les champignons et coupez-les en fines tranches. Épluchez et émincez l'échalote.

2. Dans une casserole, portez le bouillon à ébullition, ajoutez l'échalote, l'ail pressé, la coriandre et le gingembre, versez l'huile de pépins de raisin et la sauce soja et laissez cuire 15 minutes.

3. Ajoutez les carottes et les champignons et laissez mijoter. Versez les gouttes de citronnelle, mélangez et parsemez de quelques feuilles de coriandre juste avant de servir.

SPÉCIAL SAVEURS VENUES D'AILLEURS

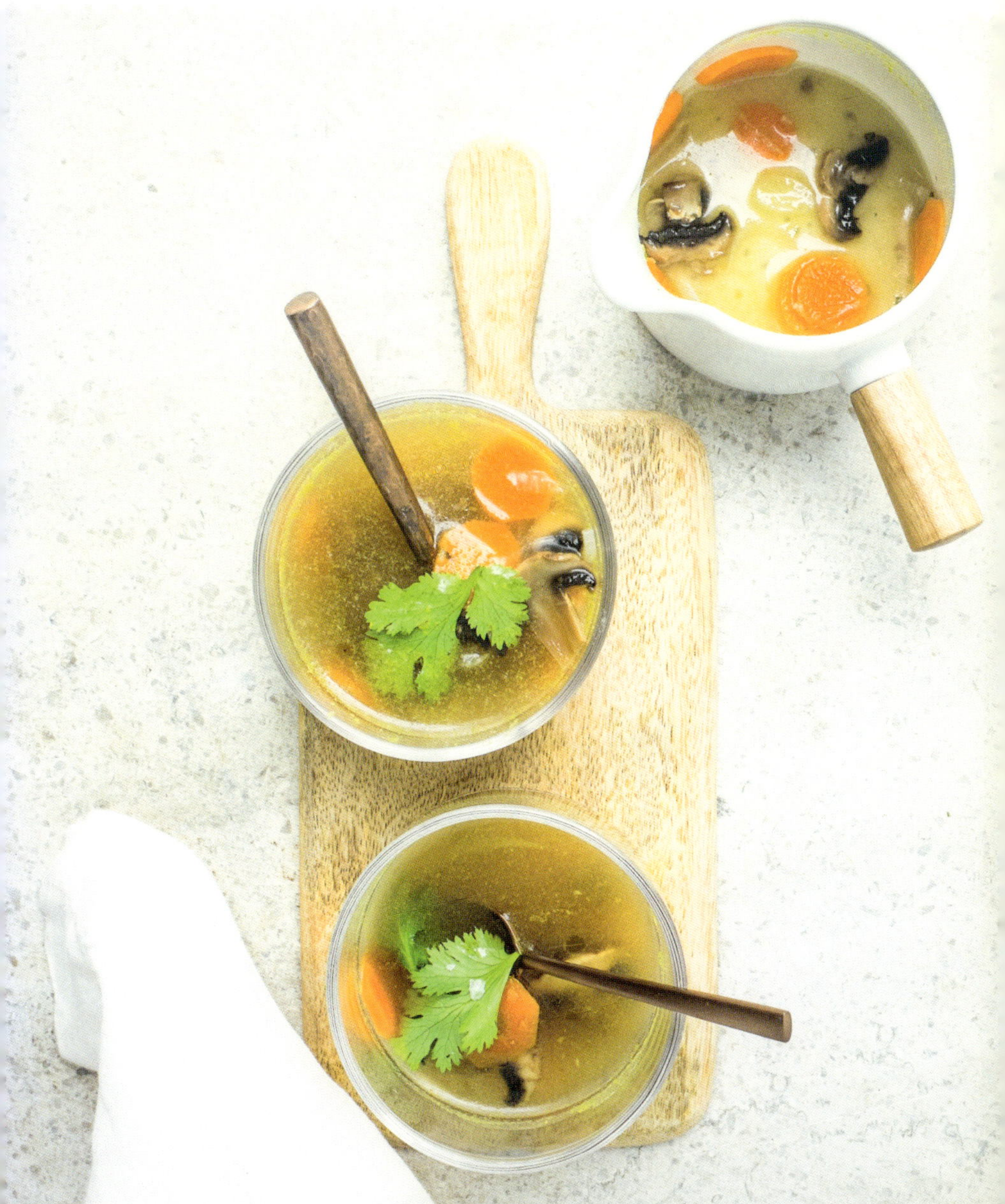

BOUILLON VERT

Pour 4 personnes
Préparation : 10 min
Cuisson : 5 min

1 bouquet de persil plat
1 bouquet de ciboulette
1 bouquet de coriandre
1 gousse d'ail
1 citron
1 cuil. à café de gros sel marin

1. Rincez soigneusement les herbes, puis mettez-les dans une casserole.

2. Versez 1,5 l d'eau, puis ajoutez la gousse d'ail épluchée et écrasée et le gros sel marin. Portez à ébullition et laissez mijoter 5 minutes à feu doux.

3. Prélevez les herbes et l'ail à l'aide d'une écumoire et placez-les dans le bol d'un robot. Ajoutez la moitié du bouillon, le jus du citron et mixez longuement. Vérifiez l'assaisonnement et ajoutez du bouillon si nécessaire.

VITAMINE C

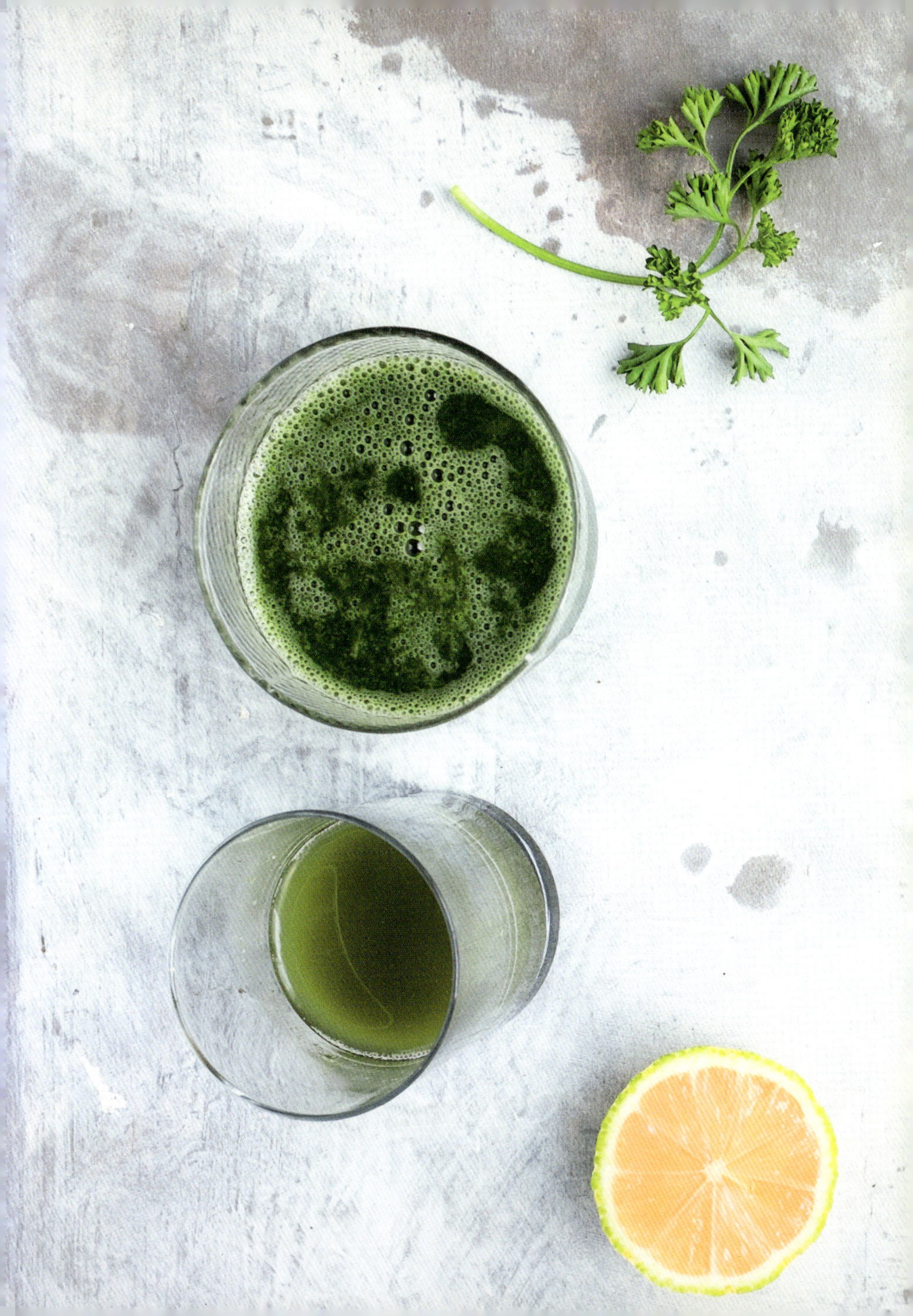

VELOUTÉ COURGETTES-
pois chiches aux graines germées

Pour 4 personnes
Préparation : 15 min
Cuisson : 35 min

800 g de courgettes
250 g (poids égoutté) de pois chiches en bocal
1 oignon
1 gousse d'ail
1 cube de bouillon de volaille
3 cuil. à soupe d'huile d'olive
1 cuil. à café de cumin
50 g de graines germées
Sel, poivre

1. Rincez les pois chiches et égouttez-les. Lavez les courgettes et découpez-les en cubes, sans les peler, après avoir éliminé les extrémités. Pelez et émincez l'oignon. Épluchez l'ail, enlevez le germe et hachez-le.

2. Faites revenir l'oignon 3 à 4 minutes dans une cocotte avec l'huile d'olive et le cumin. Ajoutez l'ail et prolongez la cuisson 1 minute.

3. Ajoutez les courgettes, faites-les revenir 5 minutes, puis ajoutez 1 l d'eau. Émiettez le cube de bouillon et ajoutez les pois chiches. Couvrez, portez à ébullition, puis laissez mijoter sur feu doux 25 minutes environ.

4. Mixez la soupe avec la moitié du bouillon. Salez et poivrez. Rallongez avec le reste du bouillon jusqu'à obtenir la consistance souhaitée. Servez avec les graines germées au centre de chaque assiette.

RICHE EN FIBRES

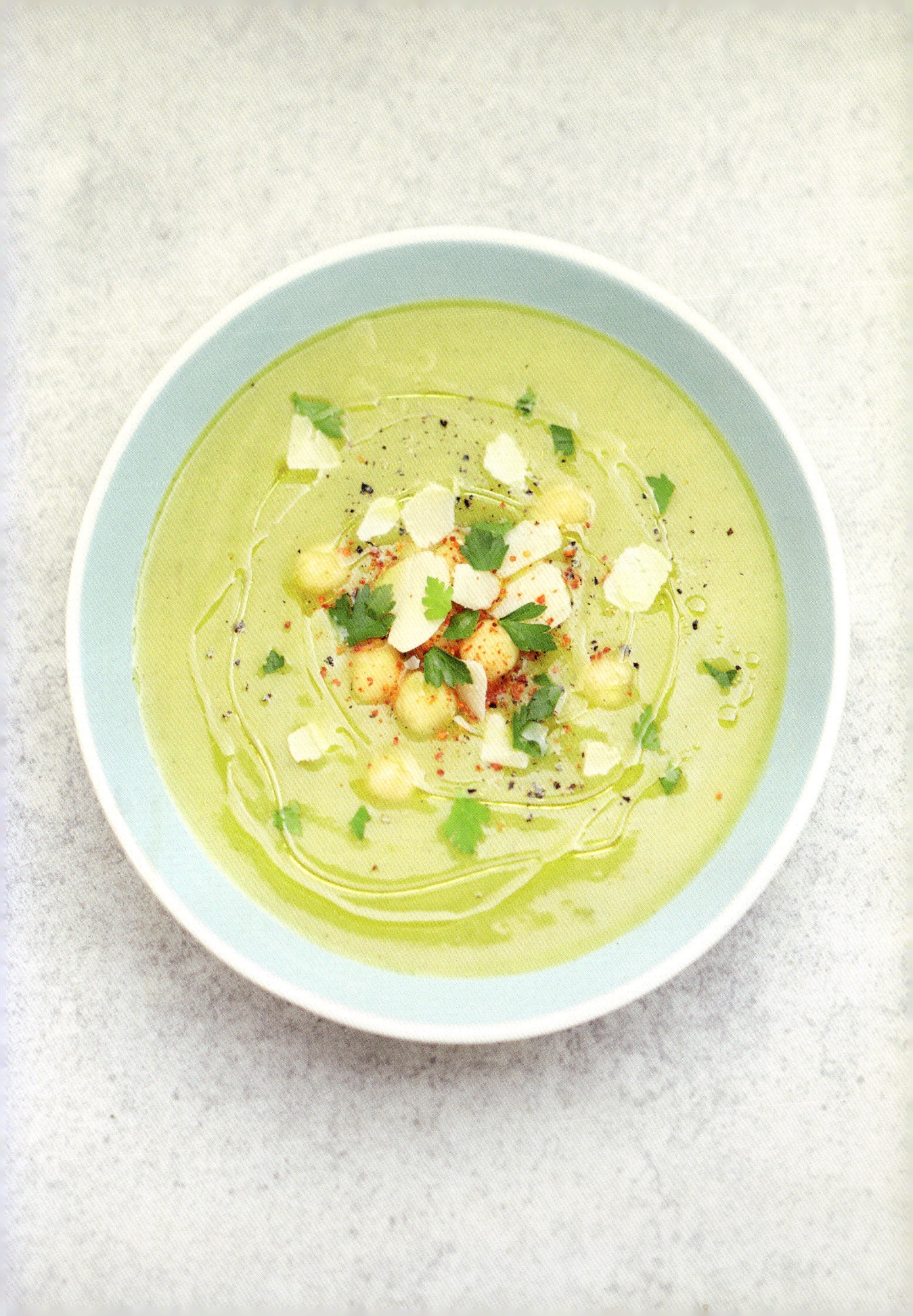

SOUPE DE POTIMARRON
au curcuma

Pour 4 personnes
Préparation : 20 min
Cuisson : 25 min

1 beau potimarron
1 carotte
1 cuil. à soupe d'huile d'olive
1 cuil. à café de curcuma
3-4 brins de romarin
Sel, poivre

1. Pelez et rincez le potimarron, éliminez les graines et coupez-le en petits morceaux. Pelez, lavez et coupez la carotte en rondelles.

2. Portez à ébullition 1 l d'eau salée et légèrement poivrée. Ajoutez le curcuma, le romarin et les légumes découpés. Couvrez et laissez mijoter pendant 25 minutes.

3. Retirez le romarin, mixez le potage. Ajoutez l'huile d'olive, rectifiez l'assaisonnement et servez aussitôt.

ANTIOXYDANTS

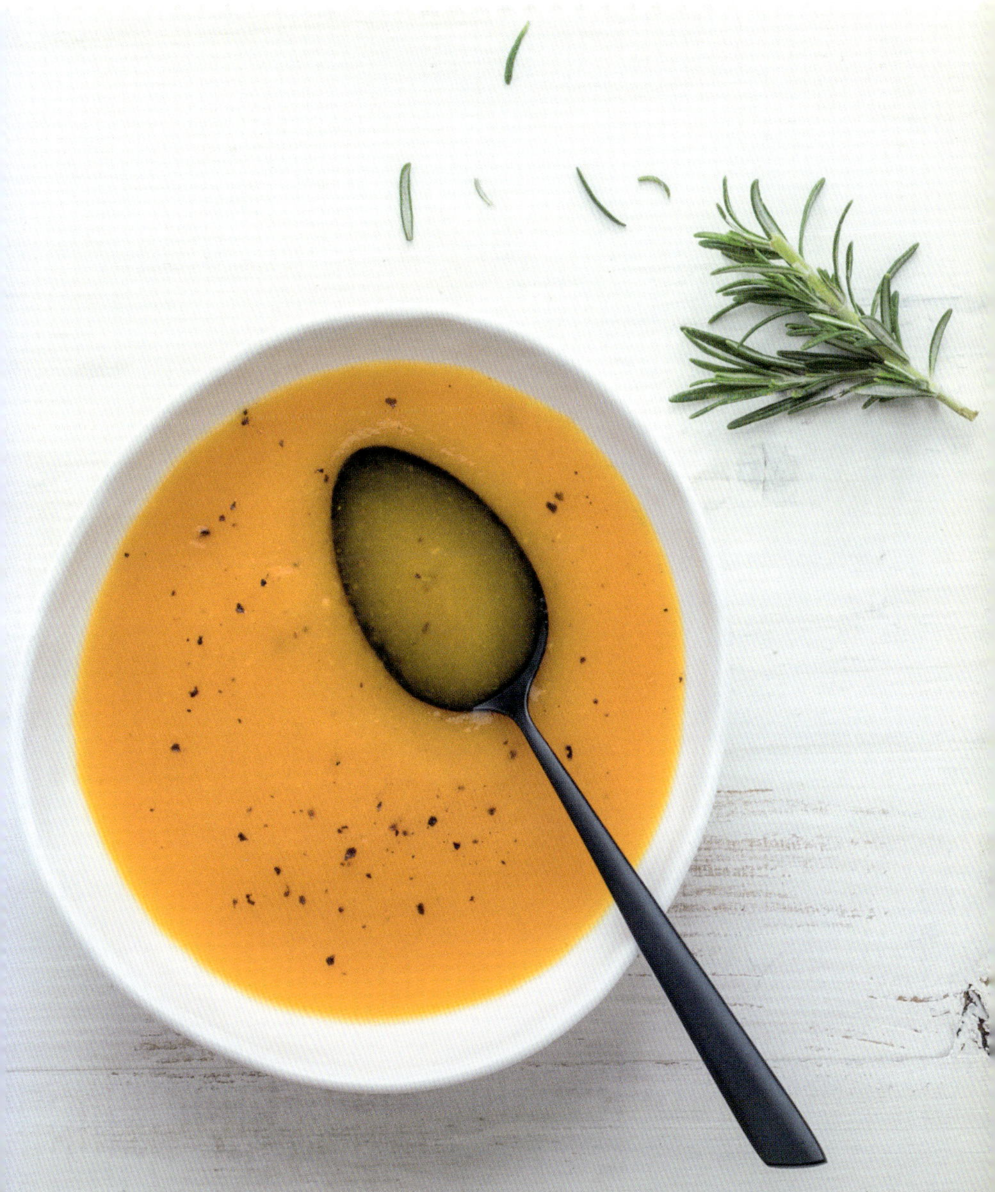

BUDDHA BOWL VEGGIE

Pour 4 personnes
Préparation : 20 min
Cuisson : 25 min
Réfrigération : 1 h

120 g de boulgour
150 g (poids égoutté) de pois chiches en bocal
2 avocats
3 tomates
1 branche de céleri
1 gousse d'ail
30 g de graines de courge
2 yaourts brassés
1 cuil. à soupe d'huile d'olive
3 brins de basilic
Sel, poivre

1. Faites cuire le boulgour 20 minutes à l'eau bouillante salée. Égouttez et laissez refroidir.

2. Pendant ce temps, pelez et hachez l'ail. Rincez, effeuillez et hachez le basilic. Pelez et coupez en tranches les avocats. Rincez et coupez en dés les tomates. Lavez et coupez en fins tronçons le céleri.

3. Faites dorer les graines de courge 5 minutes dans une poêle, sans matière grasse.

4. Mélangez les yaourts, l'huile d'olive, le basilic et l'ail. Salez et poivrez. Répartissez le boulgour, les pois chiches rincés et égouttés, les tomates, les avocats et le céleri dans 4 bols, sans les mélanger.

5. Ajoutez la sauce au centre, décorez avec les graines de courge. Servez frais.

SUPERALIMENTS

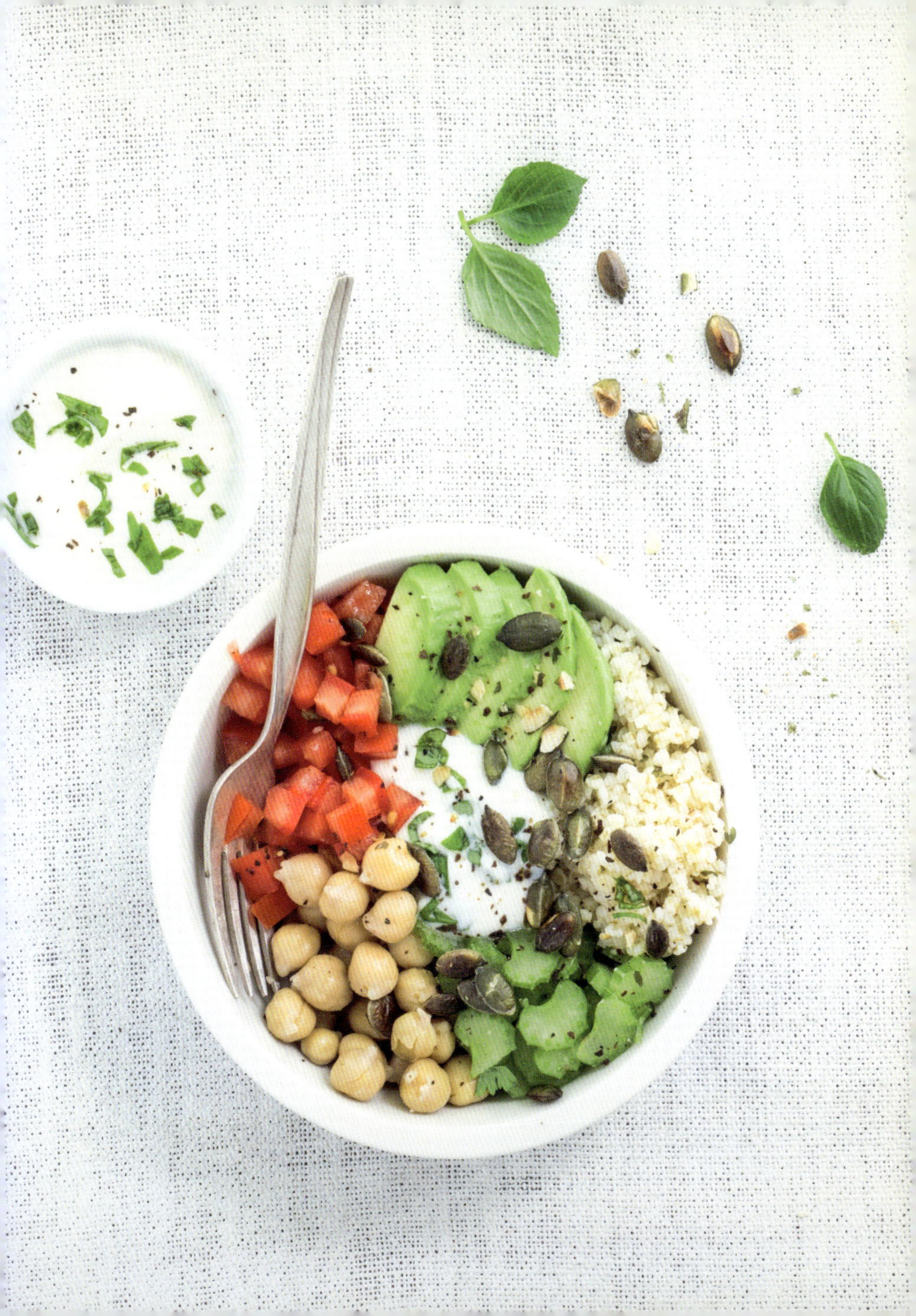

SALADE DE LENTILLES CORAIL, *tomates et chou rouge*

Pour 4 personnes
Préparation : 10 min (hors cuisson des lentilles)

400 g de lentilles corail
150 g de tomates cerises
40 g de tomates séchées
¼ chou rouge
60 g de raisins secs

Pour la vinaigrette

4 cuil. à soupe d'huile d'olive
1 cuil. à soupe de vinaigre balsamique
1 cuil. à café de miel
1 cuil. à café de moutarde
1 trait de jus de citron

1. Faites cuire les lentilles en suivant les instructions sur l'emballage. Émincez les tomates séchées et le chou, coupez les tomates cerises en deux. Émincez finement le chou rouge.

2. Mélangez dans un petit bol le jus de citron, le miel, la moutarde, l'huile d'olive et le vinaigre.

3. Mettez dans un saladier les lentilles, les tomates séchées et fraîches, les raisins secs et le chou. Mélangez, versez la vinaigrette et servez aussitôt.

ANTIOXYDANTS

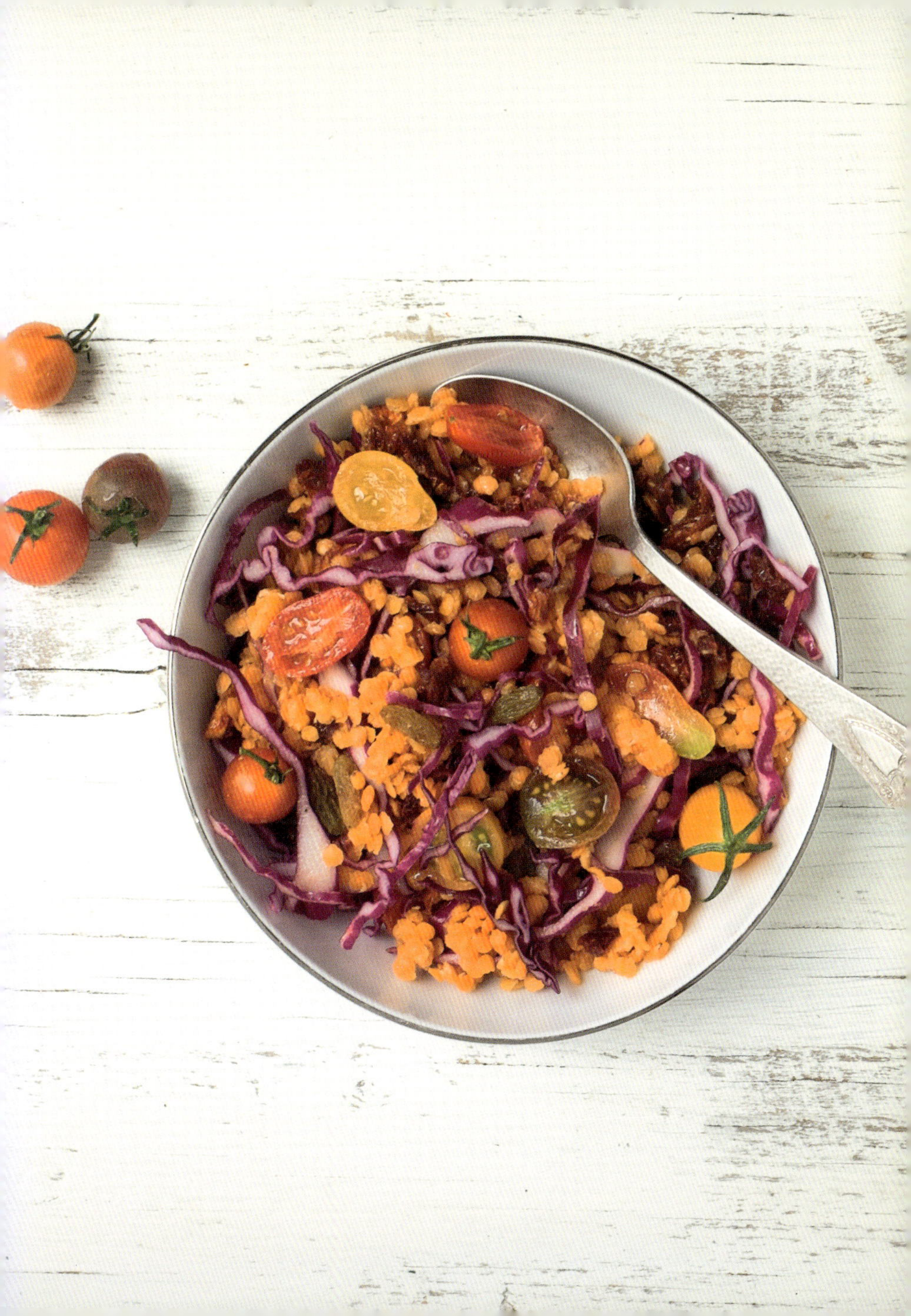

SALADE D'ORGE PERLÉ,
lentilles et radis

Pour 4 personnes
Préparation : 20 min
Cuisson : 50 min
Repos : 30 min

130 g de lentilles beluga
120 g d'orge perlé
150 g de feta
Une vingtaine de radis
1 bouquet de ciboulette
5 cuil. à soupe de vinaigre de cidre
4 cuil. à soupe d'huile d'olive
1 cuil. à café de gros sel
Sel, poivre

POUR LES SOIRÉES D'ÉTÉ

1. Rincez l'orge perlé. Déposez-le dans une casserole et couvrez-le largement d'eau. Portez à ébullition, baissez le feu et laissez cuire 35 minutes environ (il doit être tendre). Égouttez-le.

2. Faites cuire les lentilles 15 minutes dans de l'eau. 5 minutes avant la fin de la cuisson, ajoutez le gros sel. Égouttez-les. Ajoutez 2 cuillerées à soupe de vinaigre. Mélangez.

3. Lavez et équeutez les radis. Détaillez-les en rondelles. Lavez la ciboulette, séchez-la, puis ciselez-la finement.

4. Dans un saladier, mélangez l'orge, les lentilles, la ciboulette et les radis. Ajoutez le vinaigre restant et l'huile d'olive. Salez et poivrez. Remuez bien. Placez au frais au moins 30 minutes.

5. Au moment de servir, mélangez et rectifiez l'assaisonnement si besoin. Émiettez la feta sur la salade et remuez une dernière fois.

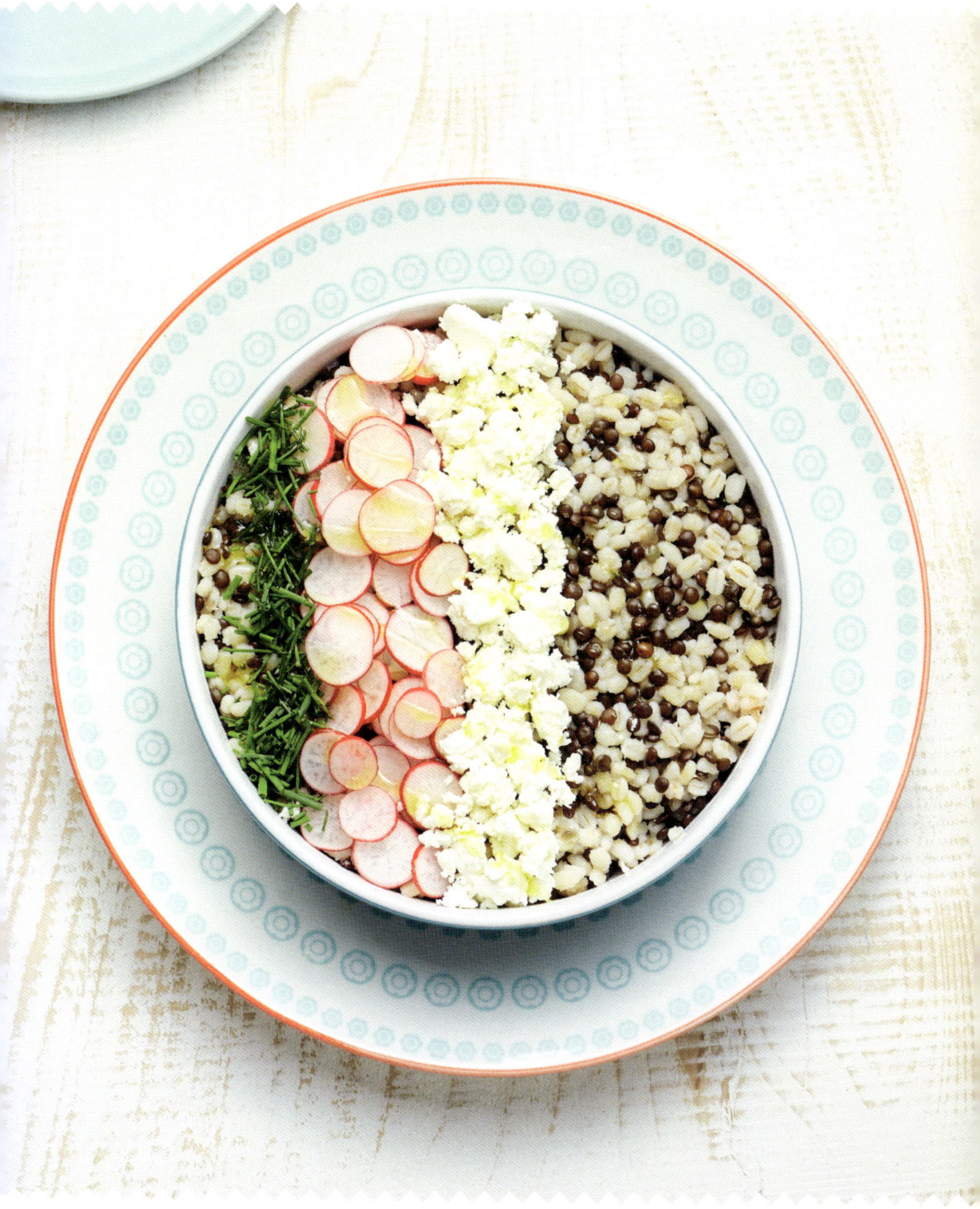

SALADE DE QUINOA,
betterave, pomme et feta

Pour 4 personnes
Préparation : 20 min
Cuisson : 15 min

130 g de quinoa
1 grosse betterave cuite
1 petite pomme
100 g de feta
10 branches de coriandre
6 belles noix

Pour la sauce
1 petit citron
2 cuil. à soupe de miel liquide
6 cuil. à soupe d'huile d'olive
1 petite échalote
Sel, poivre

SPÉCIAL SAVEURS D'AUTOMNE

1. Rincez le quinoa plusieurs fois dans une passoire.

2. Faites cuire le quinoa : mesurez une fois et demie son volume en eau. Placez-le dans une casserole, portez à la limite de l'ébullition et laissez cuire à feu moyen 15 minutes. Retirez du feu, mélangez et laissez reposer 5 minutes (sans jamais le couvrir). Le grain doit être croquant.

3. Pendant ce temps, préparez la sauce : épluchez et hachez l'échalote. Pressez le citron et fouettez le jus avec le miel. Ajoutez le sel, le poivre et l'échalote. Mélangez, puis versez l'huile d'olive en filet sans cesser de remuer.

4. Coupez la betterave en petits cubes. Lavez la coriandre, effeuillez-la et hachez les feuilles (réservez quelques feuilles entières pour la décoration). Cassez les noix et concassez les cerneaux. Émiettez la feta. Épluchez et coupez la pomme en petits morceaux.

5. Dans un grand saladier, mélangez le quinoa, la pomme, la coriandre et les noix. Ajoutez la betterave et remuez rapidement. Versez la moitié de la sauce. Goûtez, puis rectifiez l'assaisonnement si besoin. Parsemez de feta et de feuilles de coriandre.

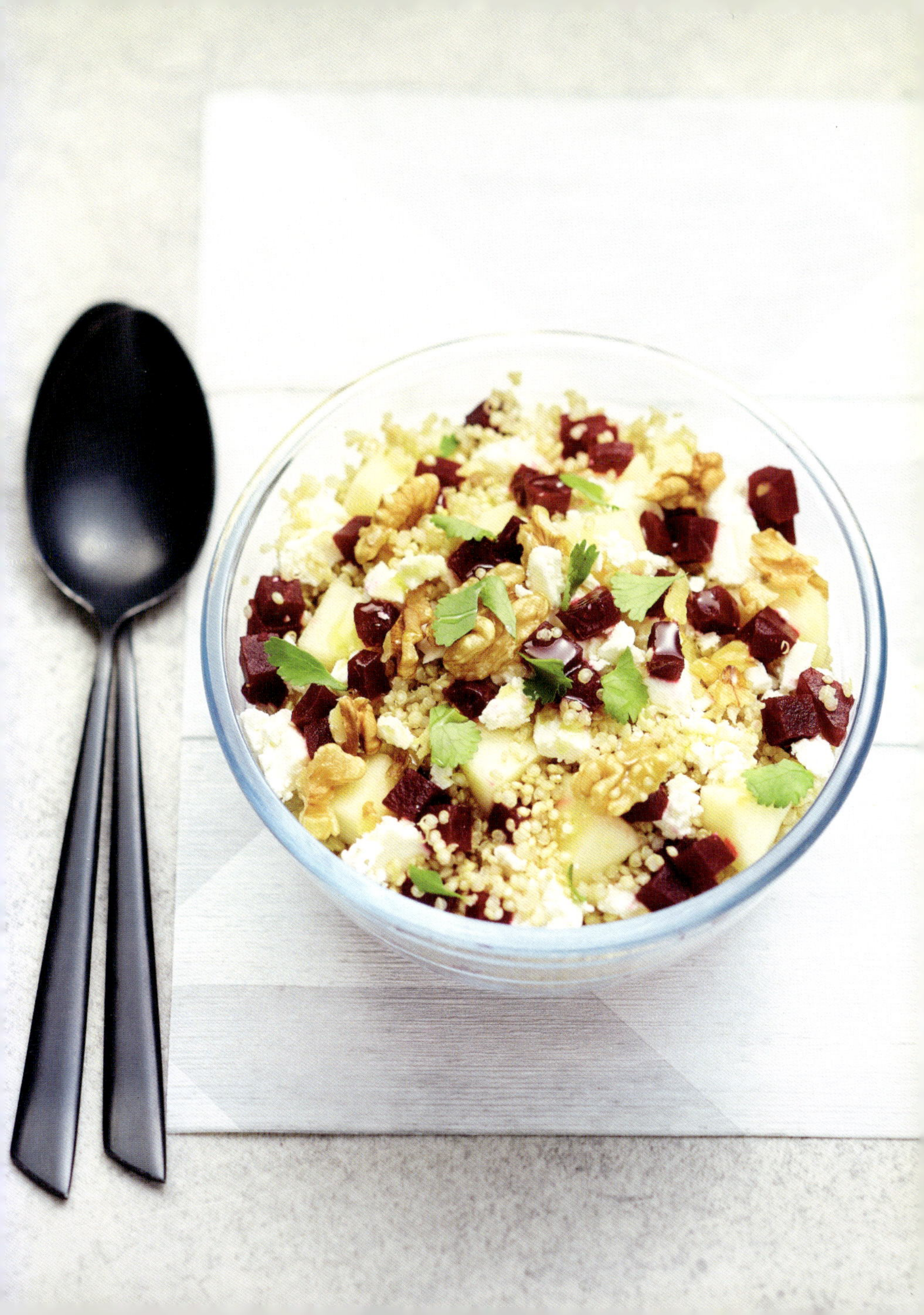

SOUPE DE LÉGUMES
et pâtes au pistou

Pour 4 personnes
Préparation : 15 min
Cuisson : 15 min

100 g de pâtes courtes pour soupes (ditalini par exemple)
400 g de julienne de légumes surgelée
100 g de jambon blanc dégraissé en tranches
1 oignon
1 gousse d'ail
5 brins de basilic
1 cube de bouillon de légumes
2 cuil. à soupe de parmesan
1 cuil. à soupe d'huile d'olive
Poivre

1. Pelez et hachez l'oignon. Émincez le jambon en lamelles. Faites chauffer l'huile dans une cocotte. Ajoutez l'oignon haché, le jambon, puis la julienne surgelée. Mélangez et laissez dorer 5 minutes à feu vif.

2. Ajoutez 1,5 l d'eau et le cube de bouillon. Poivrez. Portez à ébullition. Ajoutez les pâtes et laissez cuire 10 minutes à feu vif.

3. Pendant la cuisson de la soupe, pelez et hachez l'ail, rincez le basilic et hachez-le très finement. Mélangez-les et ajoutez-les au moment de servir. Saupoudrez de parmesan et dégustez aussitôt.

POUR LES TRÈS PRESSÉS

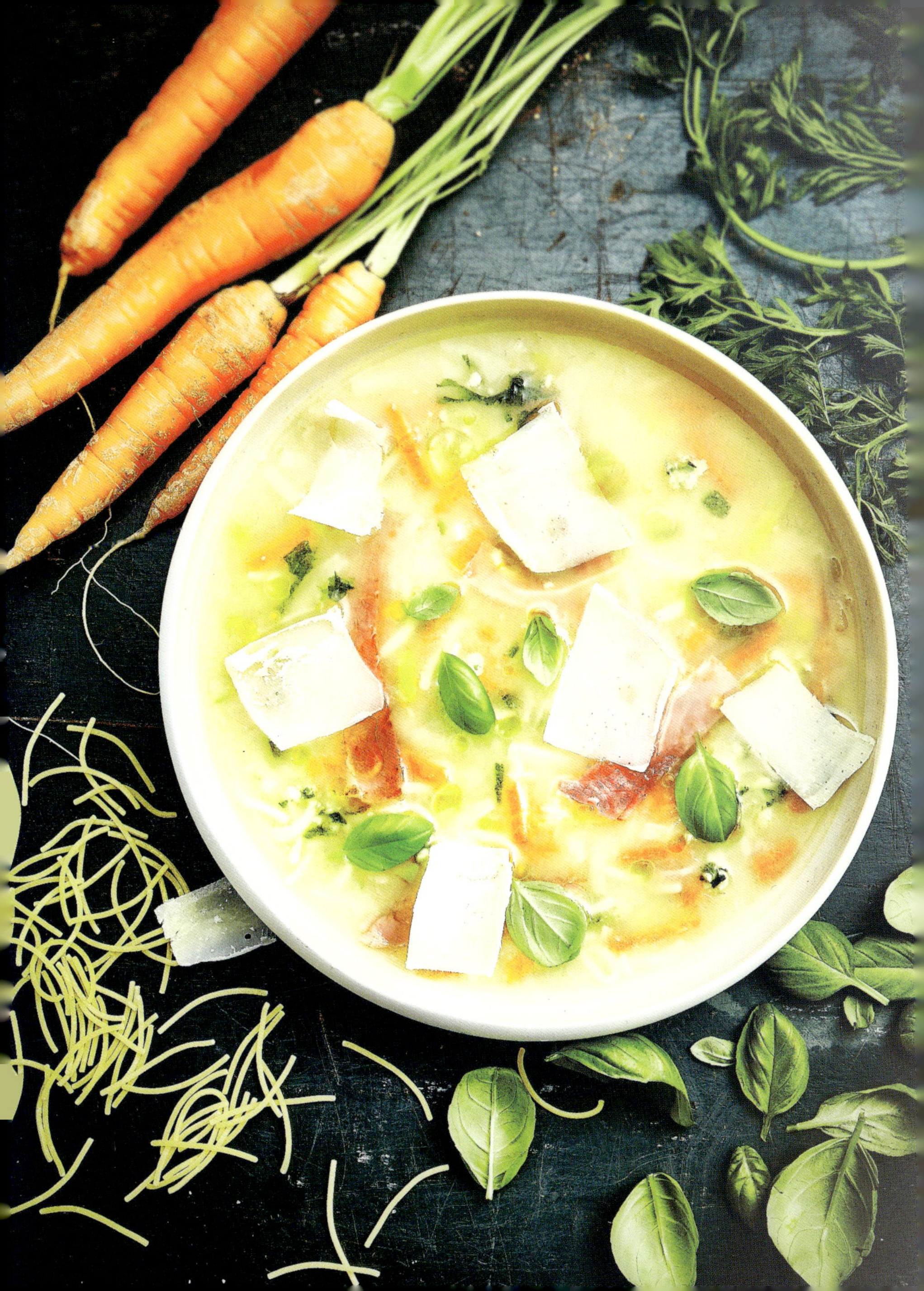

SOUPE DE LENTILLES
au jambon cru

Pour 4 personnes
Préparation : 25 min
Cuisson : 35 min

150 g de lentilles vertes
50 g de jambon cru dégraissé
2 carottes
1 oignon
40 g de noisettes
1 feuille de laurier
1 brin de thym
2 cuil. à soupe d'huile d'olive
5 brins de persil plat
Sel, poivre

1. Versez 1 l d'eau dans une cocotte. Ajoutez les lentilles vertes, du poivre, le thym et le laurier. Couvrez, laissez mijoter 15 minutes à partir de l'ébullition.

2. Pelez les carottes et l'oignon. Coupez-les en dés, ajoutez-les dans la cocotte. Couvrez et faites cuire 20 minutes.

3. Faites dorer les noisettes 3 minutes dans une poêle antiadhésive, laissez tiédir, puis hachez-les grossièrement. Émincez finement le jambon, faites-le griller quelques instants dans une poêle très chaude, sans matière grasse. Rincez et effeuillez le persil, puis hachez-le.

4. Mixez la soupe après avoir retiré le thym et le laurier. Ajoutez du sel, le jambon et l'huile d'olive. Répartissez dans 4 assiettes, saupoudrez de noisettes et de persil haché et servez bien chaud.

RICHE EN PROTÉINES

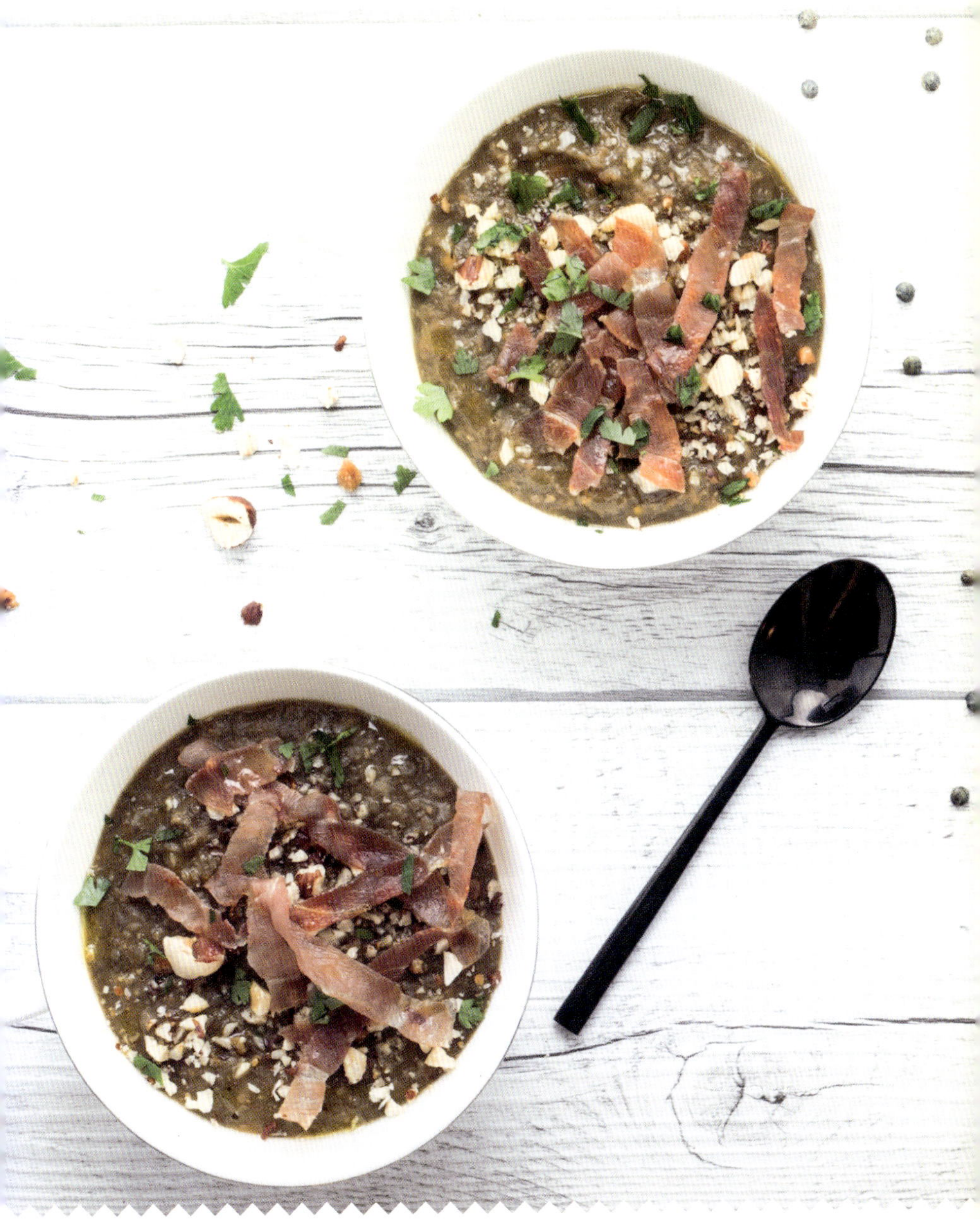

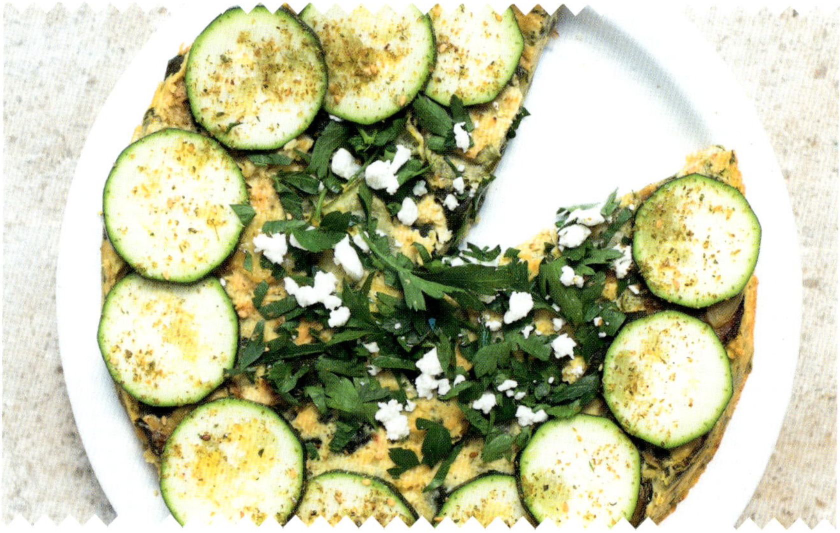

GÂTEAU SANS GLUTEN *aux courgettes*

POUR LES SOIRÉES D'ÉTÉ

Pour 6-8 personnes
Préparation : 20 min
Cuisson : 1 h 20
Repos : 30 min à 1 h

700 g de courgettes petites
100 g de chèvre
3 œufs
3 gousses d'ail
2 filets d'huile d'olive
+ un peu pour le moule
½ cuil. à café de piment d'Espelette
1 bouquet de basilic
Sel, poivre

1. Préchauffez le four à 180 °C (th. 6). Lavez et séchez les courgettes. Coupez deux tiers des courgettes en rondelles et faites-les dorer avec un filet d'huile d'olive dans une poêle, placez sur un papier absorbant. Coupez le reste des courgettes en dés, dégermez et hachez l'ail.

2. Faites chauffer un filet d'huile dans une poêle et ajoutez l'ail et les dés de courgette. Faites-les revenir et ajoutez 2 cuillerées à soupe d'eau, assaisonnez et laissez cuire 15 minutes. Ajoutez le basilic ciselé au mélange avec le piment d'Espelette et les œufs, battez rapidement, salez et poivrez.

3. Versez de l'eau dans une lèchefrite. Arrangez les rondelles de courgette dans un moule huilé et versez la préparation aux œufs par-dessus. Faites cuire au four au bain-marie pendant 1 heure. Parsemez de chèvre émietté. Servez tiède ou froid.

FLAN DE TOMATE
et pommes de terre aux pignons

Pour 4 personnes
Préparation : 25 min
Cuisson : 40 min

4 tomates rondes
700 g de pommes de terre à chair fondante
30 g de pignons
1 petit oignon
1 gousse d'ail
2 brins de basilic
1 brin de romarin
4 œufs
10 cl de lait demi-écrémé
1 cuil. à soupe de Maïzena®
Sel, poivre

1. Pelez, lavez et émincez les pommes de terre en fines rondelles. Lavez les tomates et coupez-les en rondelles. Pelez et hachez l'oignon et l'ail. Rincez, effeuillez et hachez le basilic.

2. Préchauffez le four à 180 °C (th. 6). Rangez les rondelles de pomme de terre et de tomate dans un plat à gratin, en les intercalant. Répartissez entre elles l'ail, l'oignon et le basilic hachés. Salez et poivrez. Ajoutez quelques feuilles de romarin.

3. Battez les œufs, le lait et la Maïzena®. Versez sur les légumes. Ajoutez les pignons et enfournez pour 40 minutes. Dégustez chaud ou froid, avec une salade.

POUR LES SUPER GOURMANDS

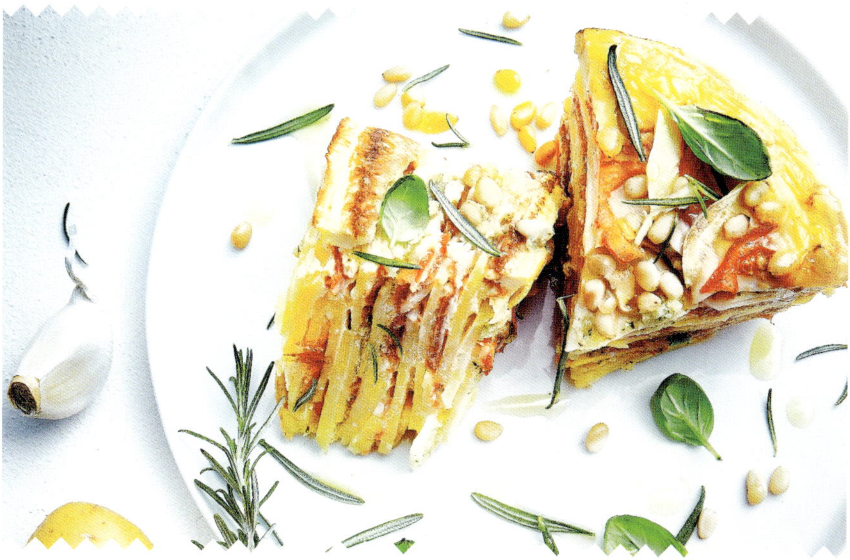

ŒUFS COCOTTE
au saumon et sésame doré

Pour 8 personnes
Préparation : 10 min
Cuisson : 10 min

8 œufs très frais
100 g de saumon fumé
8 cuil. à café de crème épaisse à 15 % MG
20 g de sésame doré
Sel, poivre

1. Préchauffez le four à 180 °C (th. 6). Versez un fond d'eau dans une lèchefrite et placez au four.

2. Découpez le saumon en fins morceaux.

3. Cassez les œufs dans 8 ramequins. Ajoutez 1 cuillerée à café de crème allégée et un peu de saumon fumé. Salez légèrement et poivrez.

4. Disposez les ramequins dans la lèchefrite et faites cuire au four 10 minutes.

5. Saupoudrez de sésame doré et dégustez avec une tranche de pain complet et une salade.

RICHE EN PROTÉINES

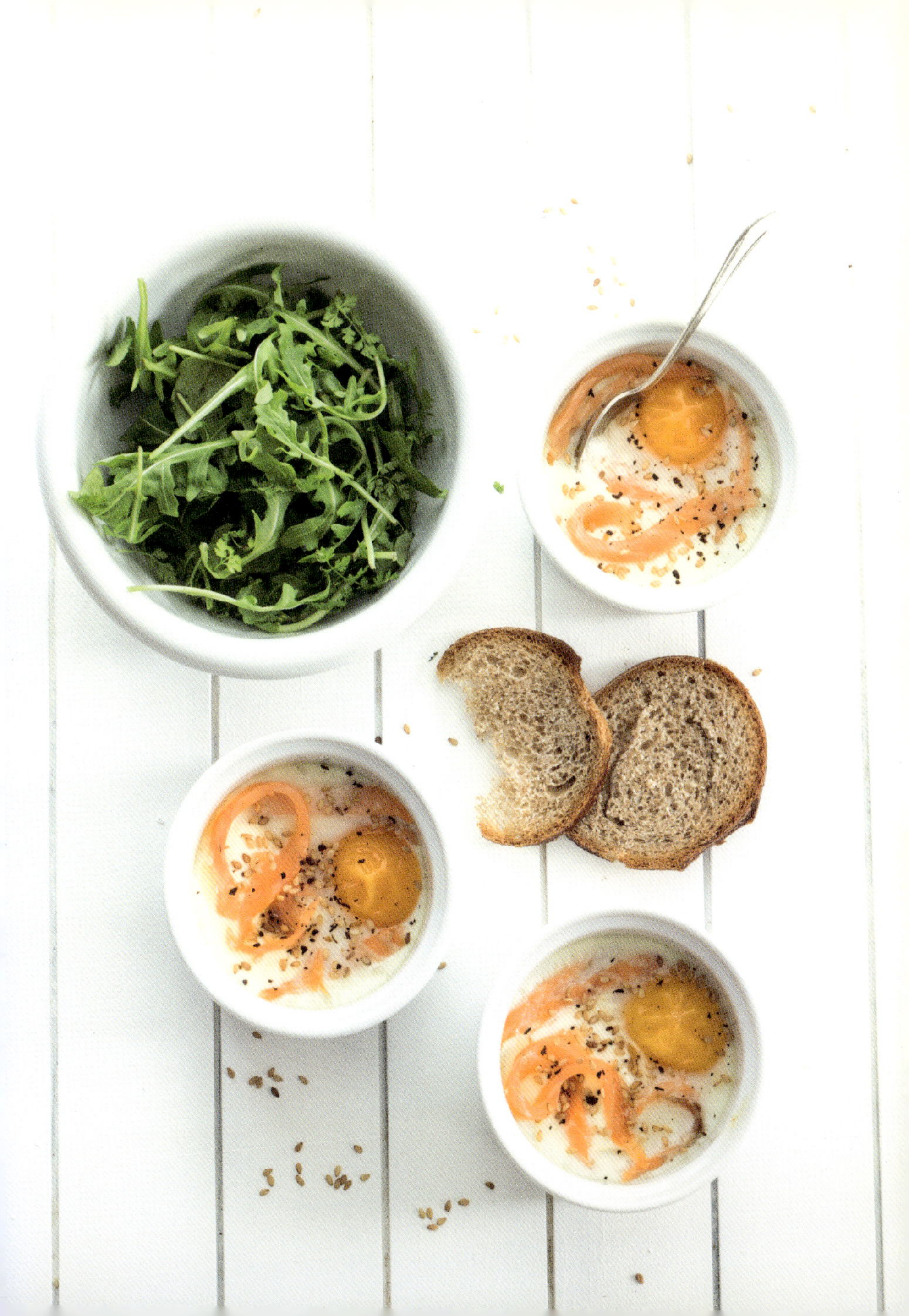

OMELETTE FAÇON TORTILLA

Pour 4 personnes
Préparation : 15 min
Cuisson : 15 min

6 œufs
400 g de pommes de terre cuites à l'eau
100 g de poivrons rouges au naturel en bocal
1 gros oignon
1 gousse d'ail
2 cuil. à soupe d'huile d'olive
Sel, poivre

1. Pelez, si nécessaire, les pommes de terre et coupez-les en dés. Rincez et égouttez les poivrons, émincez-les. Pelez et hachez l'oignon et l'ail.

2. Battez les œufs dans un saladier, salez et poivrez. Ajoutez les poivrons.

3. Faites chauffer 1 cuillerée à soupe d'huile dans une poêle antiadhésive. Ajoutez l'oignon, l'ail et les dés de pomme de terre. Faites dorer à feu moyen 5 minutes, en remuant délicatement. Réservez sur une assiette.

4. Mettez 1 cuillerée à soupe d'huile dans la poêle, faites chauffer, puis ajoutez les œufs battus. Laissez prendre les œufs pendant 3 minutes.

5. Ajoutez les pommes de terre sautées à l'oignon. Couvrez et laissez cuire 3 minutes. Faites glisser la tortilla sur une assiette, retournez-la dans la poêle et laissez cuire 3 minutes. Servez chaud ou froid, avec une salade verte.

POUR LES TRÈS PRESSÉS

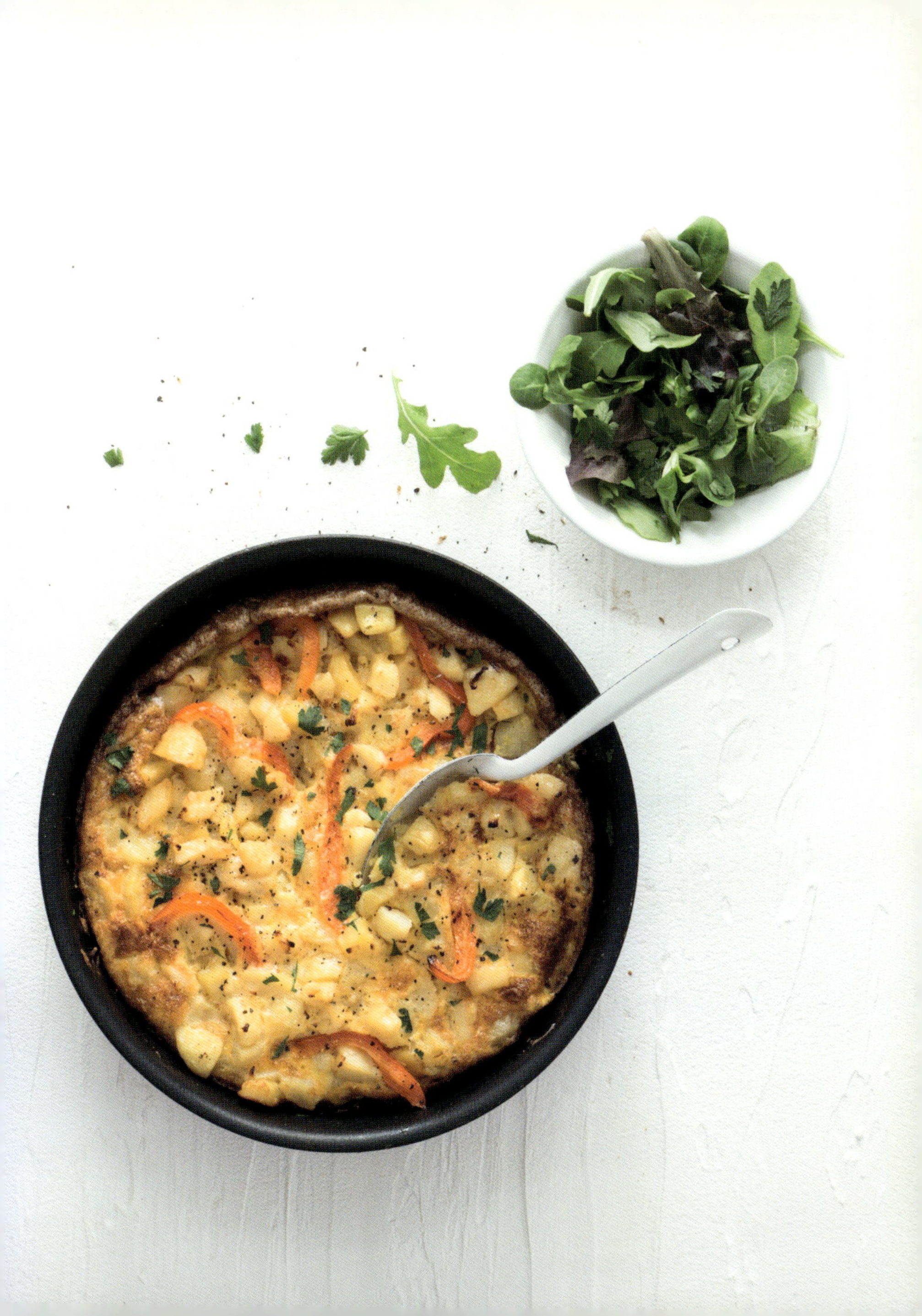

VEGGIE BURGER

Pour 4 personnes
Préparation : 15 min
Cuisson : 10 min

4 muffins ronds complets
2 pavés de tofu au curry
1 morceau de chou blanc
4 feuilles de salade
1 oignon violet
2 gros cornichons
10 brins de ciboulette
4 cuil. à soupe de fromage blanc
1 cuil. à soupe d'huile d'olive
1 pincée de curry jaune
Sel, poivre

1. Rincez le chou, émincez-le très finement. Pelez, rincez et émincez l'oignon violet. Rincez et hachez la ciboulette. Hachez les cornichons. Rincez et essorez la salade.

2. Coupez les pavés de tofu en tranches dans l'épaisseur. Faites-les chauffer à feu très doux pendant 6 minutes environ dans une poêle avec l'huile d'olive.

3. Mélangez le fromage blanc, les cornichons et la ciboulette. Salez et poivrez, ajoutez le curry.

4. Faites chauffer les muffins au grille-pain. Ouvrez-les en deux et garnissez-les de salade, de chou râpé, d'oignon, de tofu et de sauce au fromage blanc. Dégustez aussitôt.

RICHE EN PROTÉINES

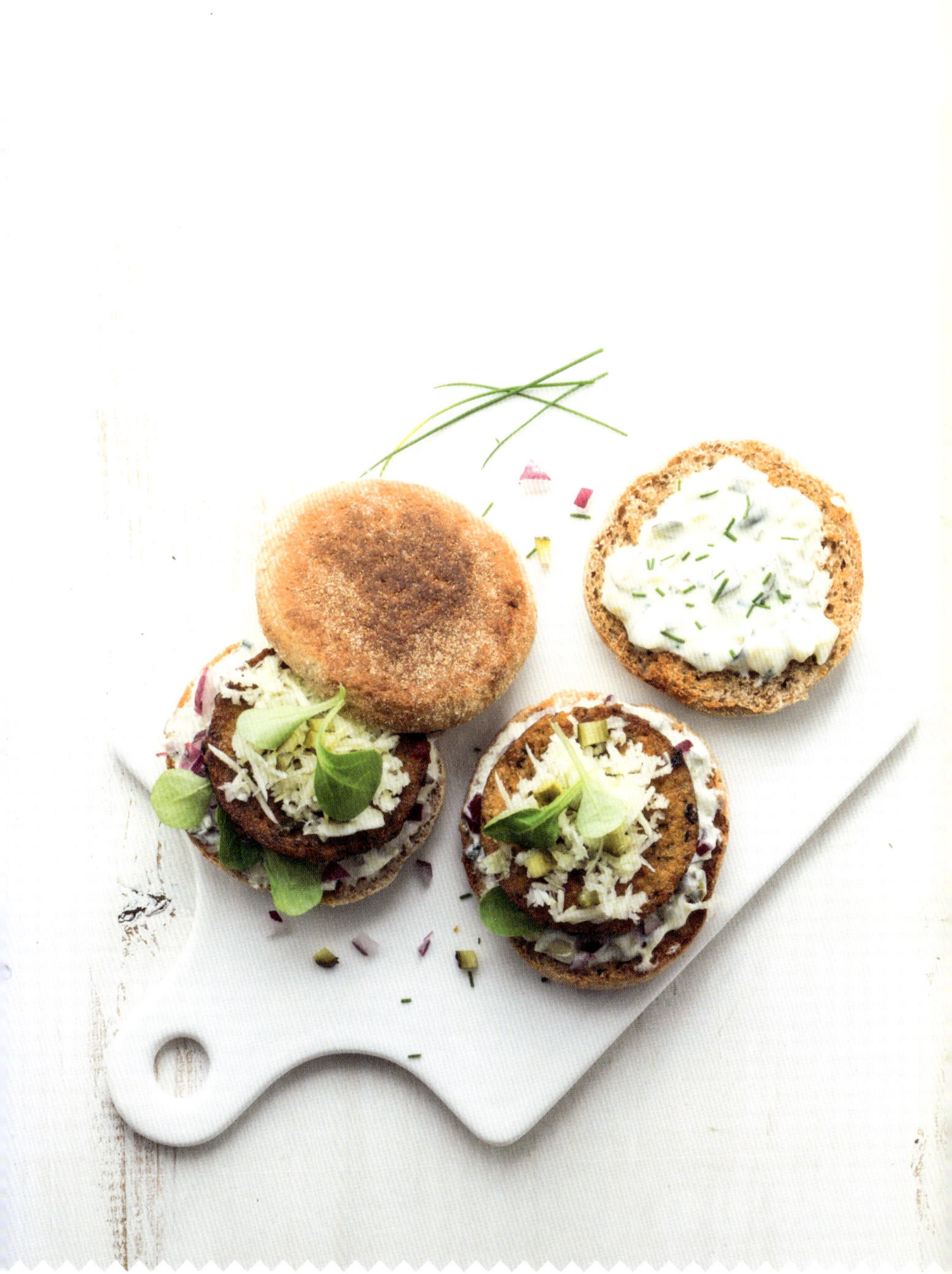

CRUMBLE DE POULET
et légumes du soleil

Pour 4 personnes
Préparation : 30 min
Cuisson : 35 min

400 g de blanc de poulet
2 tomates
1 aubergine
1 fenouil
1 oignon
10 olives noires dénoyautées
100 g de farine de blé complète
60 g de beurre allégé à 41 % MG
2 cuil. à soupe de parmesan râpé
1 cuil. à soupe d'huile d'olive
1 brin de basilic
1 pincée de noix de muscade
Sel, poivre

1. Coupez le poulet en petits dés. Rincez les tomates, l'aubergine, le fenouil, l'oignon pelé et émincez-les finement. Hachez grossièrement les olives et rincez le basilic.

2. Faites revenir le poulet et les légumes à feu vif dans une sauteuse, avec l'huile d'olive, pendant 10 minutes en remuant. Salez, poivrez, ajoutez la noix de muscade, puis versez dans un plat allant au four avec les olives et le basilic.

3. Préchauffez le four à 210 °C (th. 7).

4. Travaillez la farine et le beurre allégé, avec un peu de sel et de poivre, pour obtenir un mélange sableux. Versez sur le poulet aux légumes. Tassez légèrement, puis saupoudrez de parmesan.

5. Enfournez pour 25 minutes. Servez chaud ou froid.

POUR LES SOIRÉES D'ÉTÉ

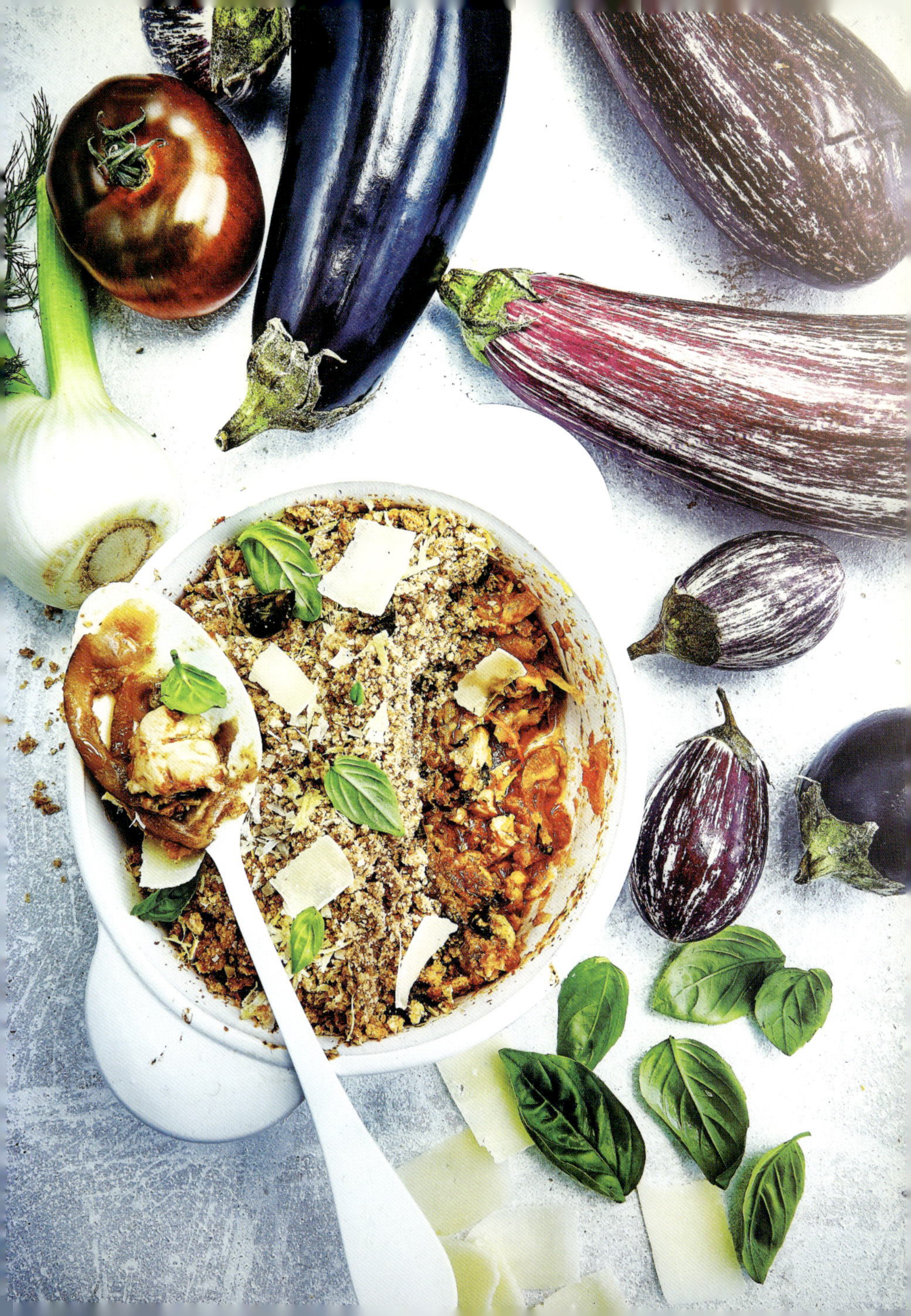

QUINOA ROUGE, *algue, raisin et concombre*

Pour 4 personnes
Préparation : 15 min
(hors cuisson du quinoa)

350 g de quinoa rouge
1 feuille d'algue nori
200 g de raisins blancs
1 concombre
2 cuil. à soupe de graines du boulanger
Huile d'olive
Le jus de ½ citron
Sel, poivre

1. Rincez le quinoa. Dans une grande casserole d'eau bouillante, faites-le cuire en suivant les instructions sur l'emballage, transférez-le dans un saladier et égrenez-le avec une fourchette.

2. Coupez la feuille d'algue en fines lamelles. Rincez et coupez les grains de raisin en deux et le concombre en fines rondelles.

3. Mélangez le tout dans un saladier, arrosez d'huile d'olive et de jus de citron, incorporez les graines du boulanger, goûtez et rectifiez l'assaisonnement.

DETOX

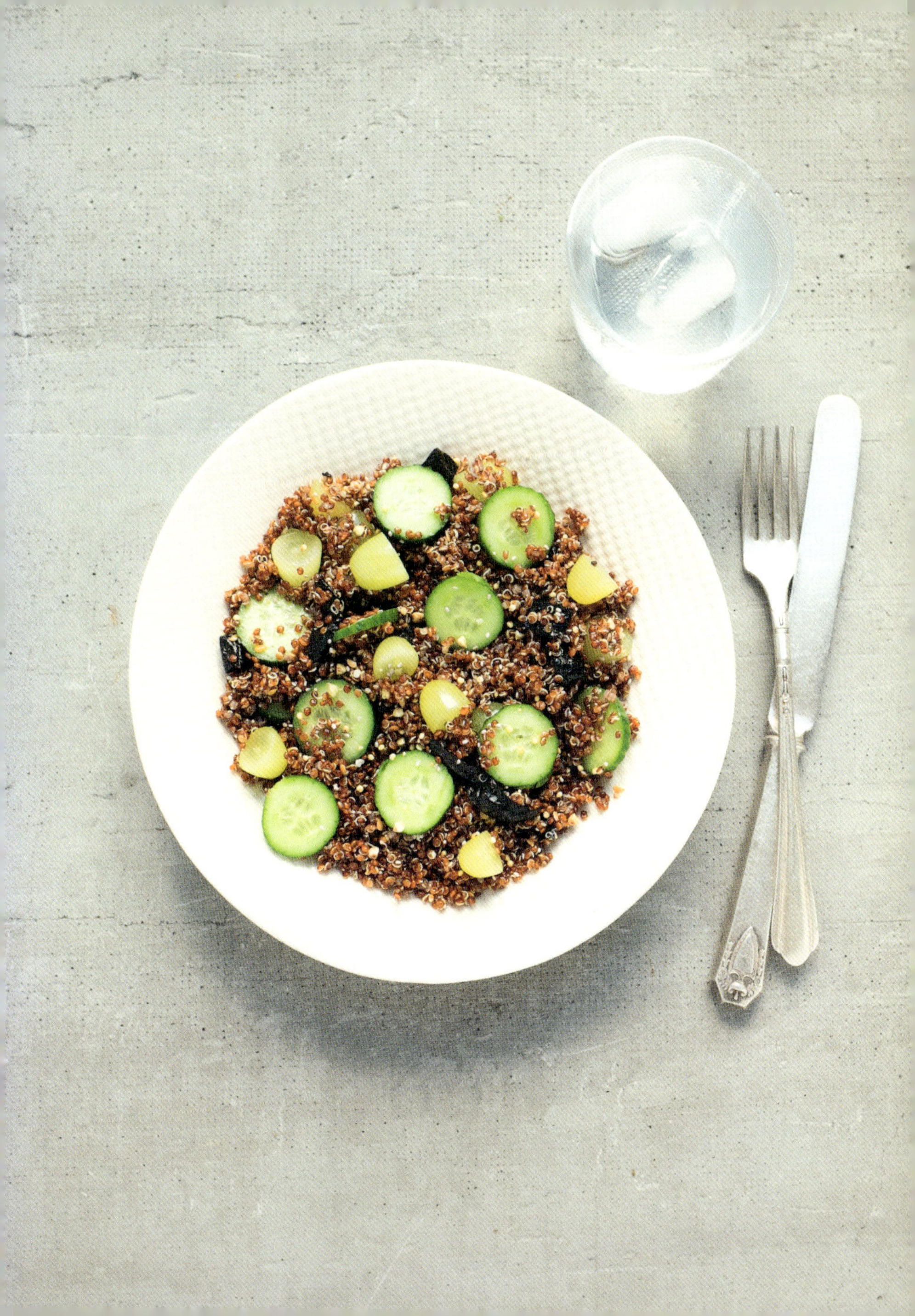

PILAF DE BROCOLI
aux amandes

Pour 4-6 personnes
Préparation : 15 min
Cuisson : 15 min

1 tête de brocoli assez grosse
60 g d'amandes
50 g de feta
1 oignon
1 gousse d'ail
½ fenouil
10 g de menthe
Le zeste de ½ citron
2 cuil. à soupe de pâte miso
Huile d'olive
Sel, poivre

1. Passez le brocoli rapidement sous un filet d'eau froide, puis coupez les fleurs et hachez-les très finement.

2. Épluchez et ciselez l'oignon et faites-le revenir dans une poêle avec un filet d'huile pendant 5 minutes, ajoutez la gousse d'ail dégermée et hachée, remuez et poursuivez la cuisson 3 minutes. Ajoutez ensuite le brocoli, diluez la pâte miso dans 8 cl d'eau et versez-la dans la poêle.

3. Baissez le feu et laissez cuire 5 minutes pour que le brocoli soit tout juste tendre et que l'eau soit évaporée. Assaisonnez et transférez dans un plat.

4. Émincez le fenouil. Torréfiez les amandes grossièrement hachées dans une petite poêle avec un filet d'huile d'olive en veillant bien à ce qu'elles ne brûlent pas.

5. Servez le brocoli avec le fenouil, les amandes, la feta émiettée et le zeste de citron. Parsemez de menthe ciselée.

VITAMINE C

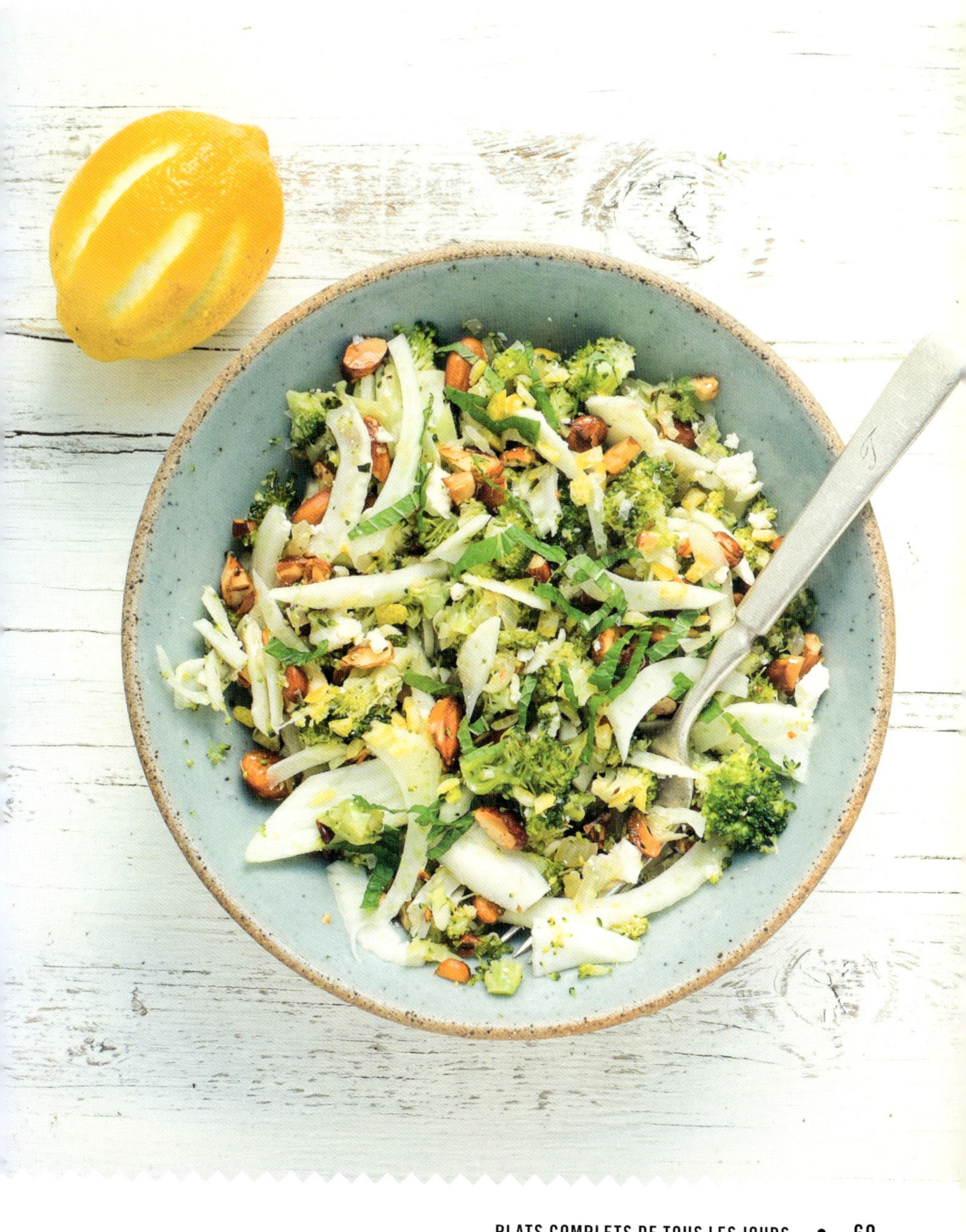

BOL ÉNERGISANT
de patate douce

Pour 4 personnes
Préparation : 15 min
Cuisson : 20 min

2 patates douces
4 œufs
400 g de riz complet
100 g de pistaches
2 gousses d'ail
40 cl de bouillon de légumes
2 cuil. à soupe d'huile de coco
1 cuil. à café de curcuma
Sel, poivre

Pour la sauce
1 citron
6 cl d'huile d'olive
1 gousse d'ail
1 cuil. à soupe de miel
10 g de persil
1 pincée de sel
Jeunes pousses (facultatif)

1. Faites cuire le riz en suivant les instructions sur l'emballage.

2. Pendant ce temps, pelez et coupez les patates douces en dés. Faites chauffer l'huile de coco dans une poêle, puis mettez les patates douces avec le curcuma. Mélangez bien et ajoutez les gousses d'ail émincées et le bouillon.

3. Laissez mijoter une quinzaine de minutes, jusqu'à ce que les patates douces soient tendres et le liquide absorbé. Transférez dans un bol et écrasez à l'aide d'une fourchette. Assaisonnez.

4. Mélangez tous les ingrédients de la sauce dans le bol d'un robot. Ajoutez un peu de sauce dans l'écrasé de patates douces. Pochez les œufs.

5. Disposez dans 4 bols du riz, de la purée de patates douces et 1 œuf poché. Arrosez de sauce et de quelques jeunes pousses. Parsemez de pistaches grossièrement hachées et servez aussitôt.

POUR LES SUPER GOURMANDS

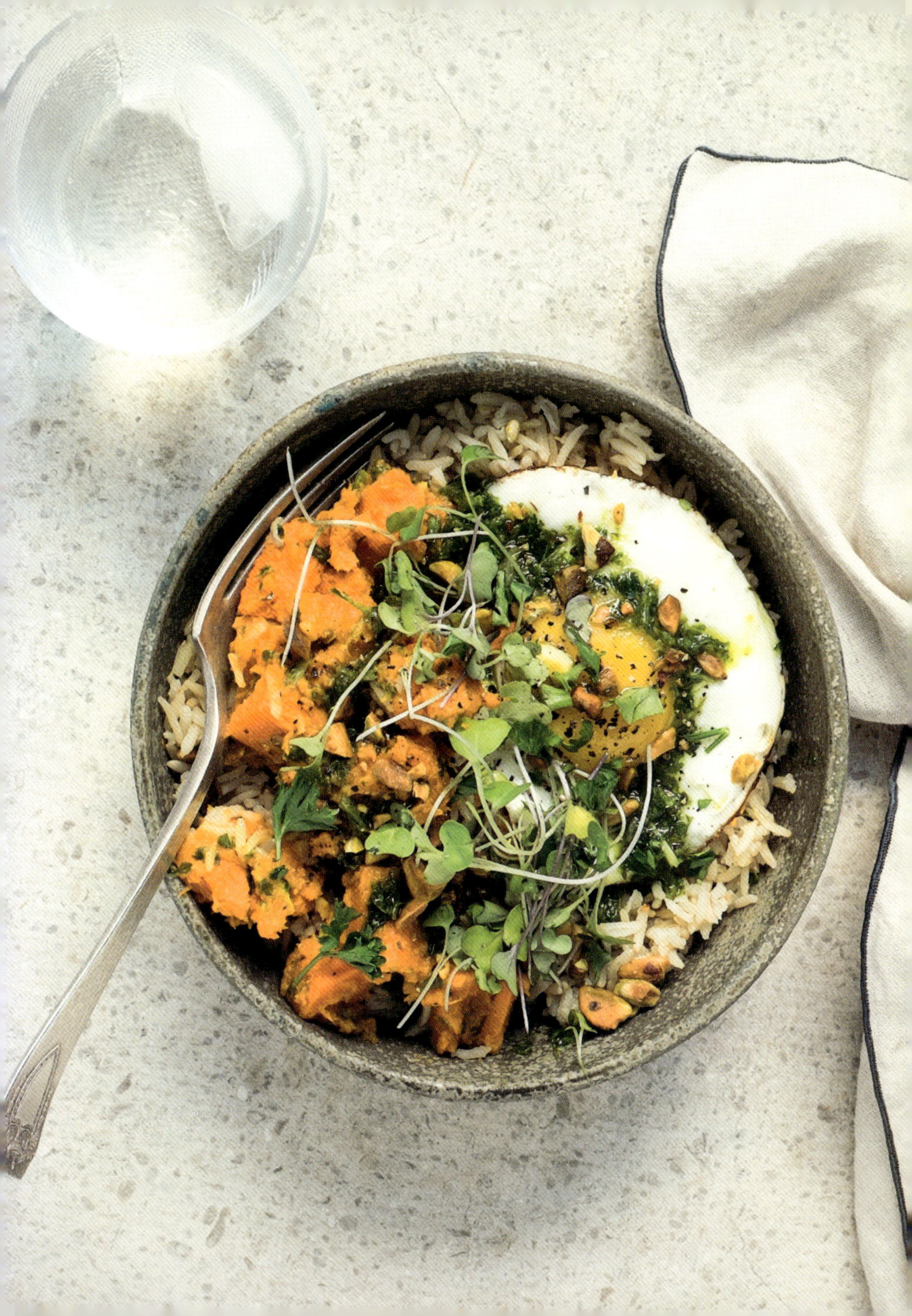

CARBONARA LÉGÈRE

Pour 4 personnes
Préparation : 10 min
Cuisson : 10-15 min

320 g de spaghettis
120 g de filet de bacon tranché
4 cuil. à soupe de crème épaisse à 15 % MG
4 cuil. à soupe de pecorino râpé
1 cuil. à soupe d'huile d'olive
Sel, poivre

1. Coupez le filet de bacon en lamelles. Faites-les revenir quelques minutes à feu moyen dans une grande sauteuse, avec l'huile d'olive. Ajoutez la crème hors du feu, poivrez, réservez au chaud.

2. Portez à ébullition 3 l d'eau salée. Ajoutez les spaghettis, laissez cuire 8 minutes environ (selon les indications de l'emballage).

3. Égouttez les spaghettis, versez-les rapidement dans la sauteuse avec le bacon et la crème. Remuez 2 minutes sur feu vif pour bien enrober les pâtes.

4. Répartissez dans 4 assiettes creuses, saupoudrez de pecorino et servez aussitôt.

POUR LES SUPER GOURMANDS

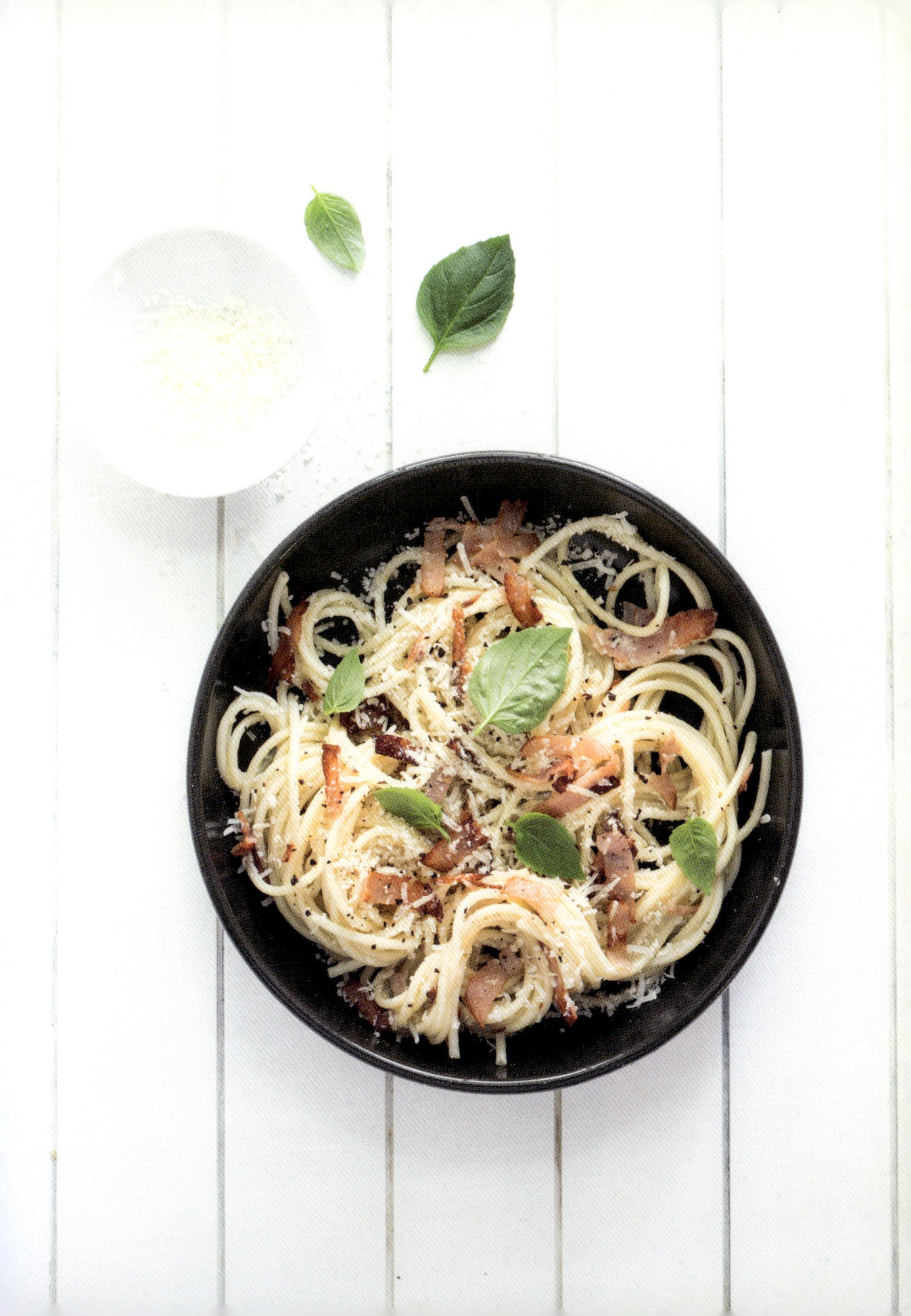

ONE-POT PASTA
aux légumes verts

Pour 4-6 personnes
Préparation : 10 min
Cuisson : 3 min (hors cuisson des pâtes)

300 g de pâtes au quinoa
300 g d'asperges
300 g de petits pois surgelés
4 cuil. à soupe d'huile d'olive
3 cuil. à café de câpres
Le zeste de 1 citron
10 g de menthe
Sel

1. Faites bouillir un grand volume d'eau salée pour les pâtes.

2. Pendant ce temps, nettoyez les asperges et coupez-les en trois, sortez les petits pois du congélateur. Émincez la menthe.

3. Versez les pâtes dans l'eau bouillante et 3 minutes avant la fin du temps de cuisson indiqué sur l'emballage, ajoutez les asperges et les petits pois. Faites cuire 3 minutes, égouttez et remettez le tout dans la casserole.

4. Ajoutez l'huile d'olive et parsemez de zeste de citron, de câpres et de menthe ciselée. Assaisonnez, mélangez et servez aussitôt.

POUR LES TRÈS PRESSÉS

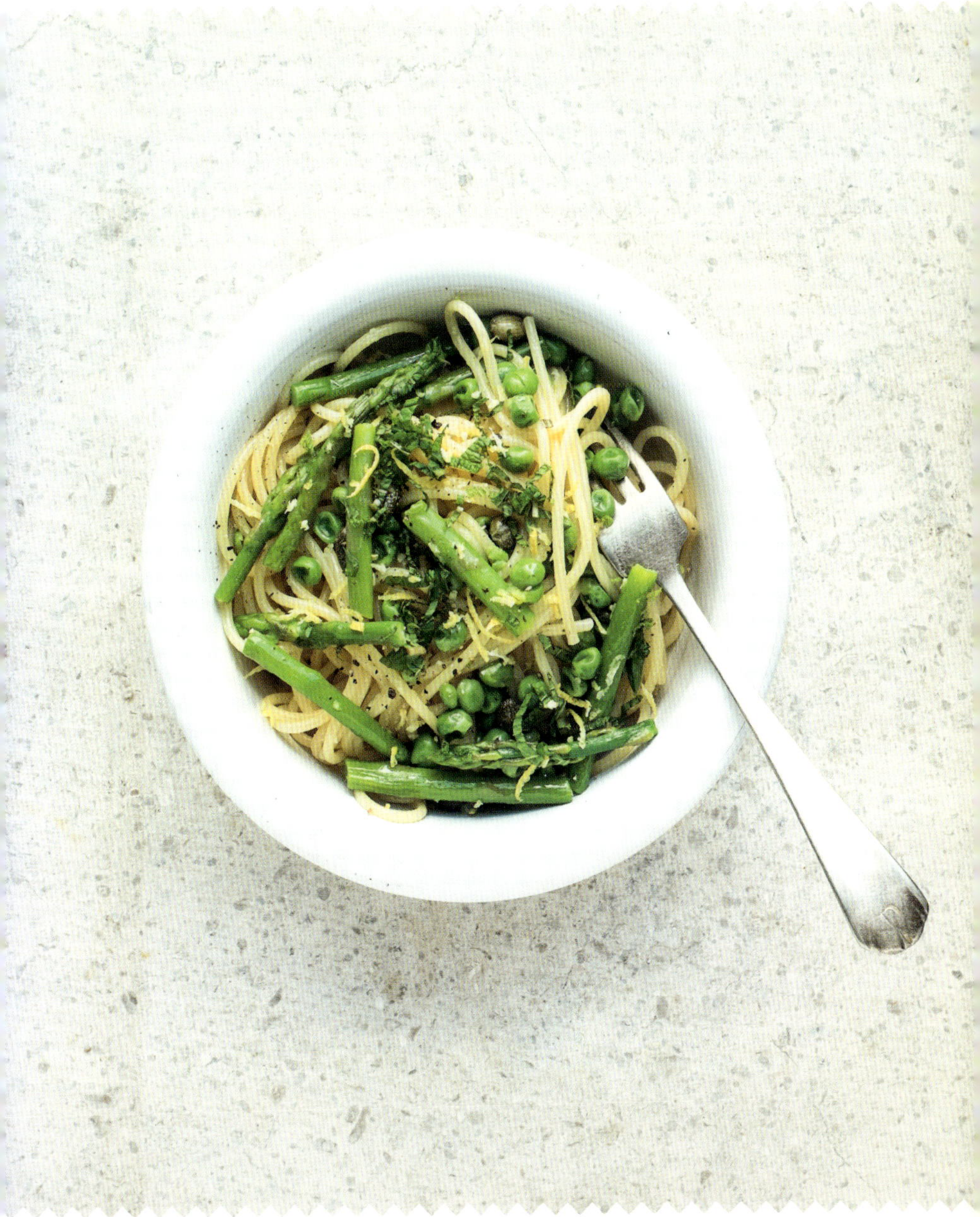

POÊLÉES DE CHOU KALE
au gingembre

Pour 4 personnes
Préparation : 10 min
Cuisson : 10 min

150 g de chou kale
2 cm de gingembre
4 œufs
150 g de feta
12 cl de bouillon de légumes
150 g de tomates cerises
2 gousses d'ail
1 échalote
2 cuil. à soupe d'huile d'olive
1 pincée de piment d'Espelette
Le jus de ½ citron
Sel

1. Rincez et découpez grossièrement le chou kale. Pelez et émincez l'ail et l'échalote, pelez et râpez le gingembre. Faites chauffer l'huile dans une poêle en fonte et ajoutez l'ail, l'échalote et le gingembre avec le piment d'Espelette.

2. Laissez mijoter à feu doux pendant 3 minutes, puis ajoutez le chou kale et le jus du citron, salez. Versez le bouillon. Faites un peu de place pour les œufs au milieu de la poêle et ajoutez-les entiers.

3. Parsemez de feta émiettée et garnissez de tomates cerises coupées en deux. Servez à même la poêle.

ANTIOXYDANTS

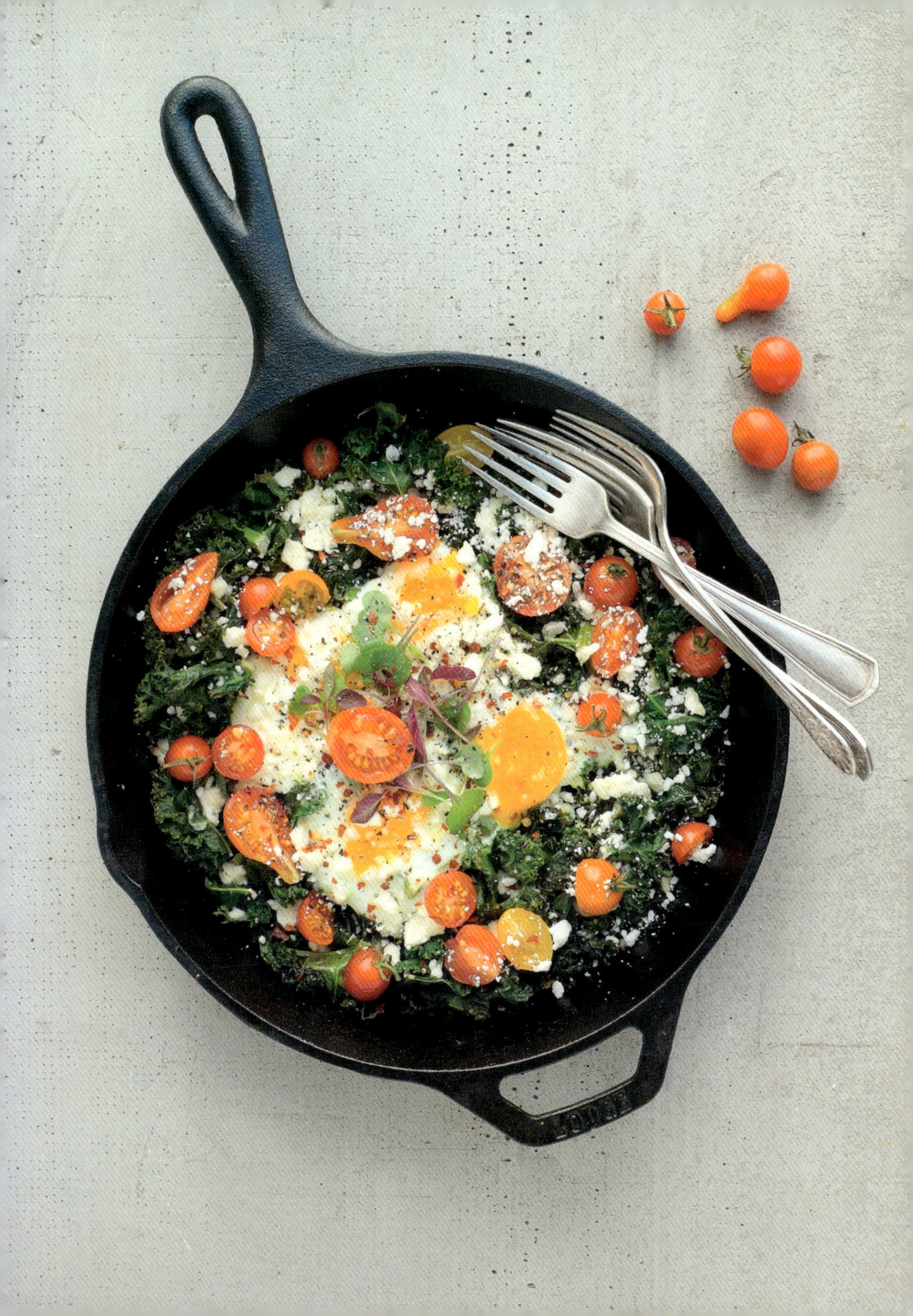

CREVETTES AU CURRY VERT

Pour 4 personnes
Préparation : 10 min
Cuisson : 15 min

500 g de crevettes cuites décortiquées
1 oignon nouveau
5 cl de lait de coco
2 tomates
1 cuil. à soupe de pâte de curry vert
1 feuille de kaffir (facultatif)
1 cuil. à café d'huile d'olive
Sel, poivre

1. Rincez les crevettes, épongez-les dans du papier absorbant. Rincez et émincez l'oignon nouveau. Rincez et coupez en dés les tomates.

2. Faites chauffer l'huile d'olive dans une sauteuse. Ajoutez l'oignon émincé et laissez dorer 3 minutes en remuant. Ajoutez les tomates et faites-les sauter à feu vif pendant 3 minutes.

3. Versez le lait de coco, ajoutez la pâte de curry vert, la feuille de kaffir, du sel et du poivre. Laissez mijoter 5 minutes en remuant.

4. Ajoutez les crevettes, couvrez et laissez cuire 3 minutes. Servez chaud accompagné de riz.

RICHE EN FIBRES

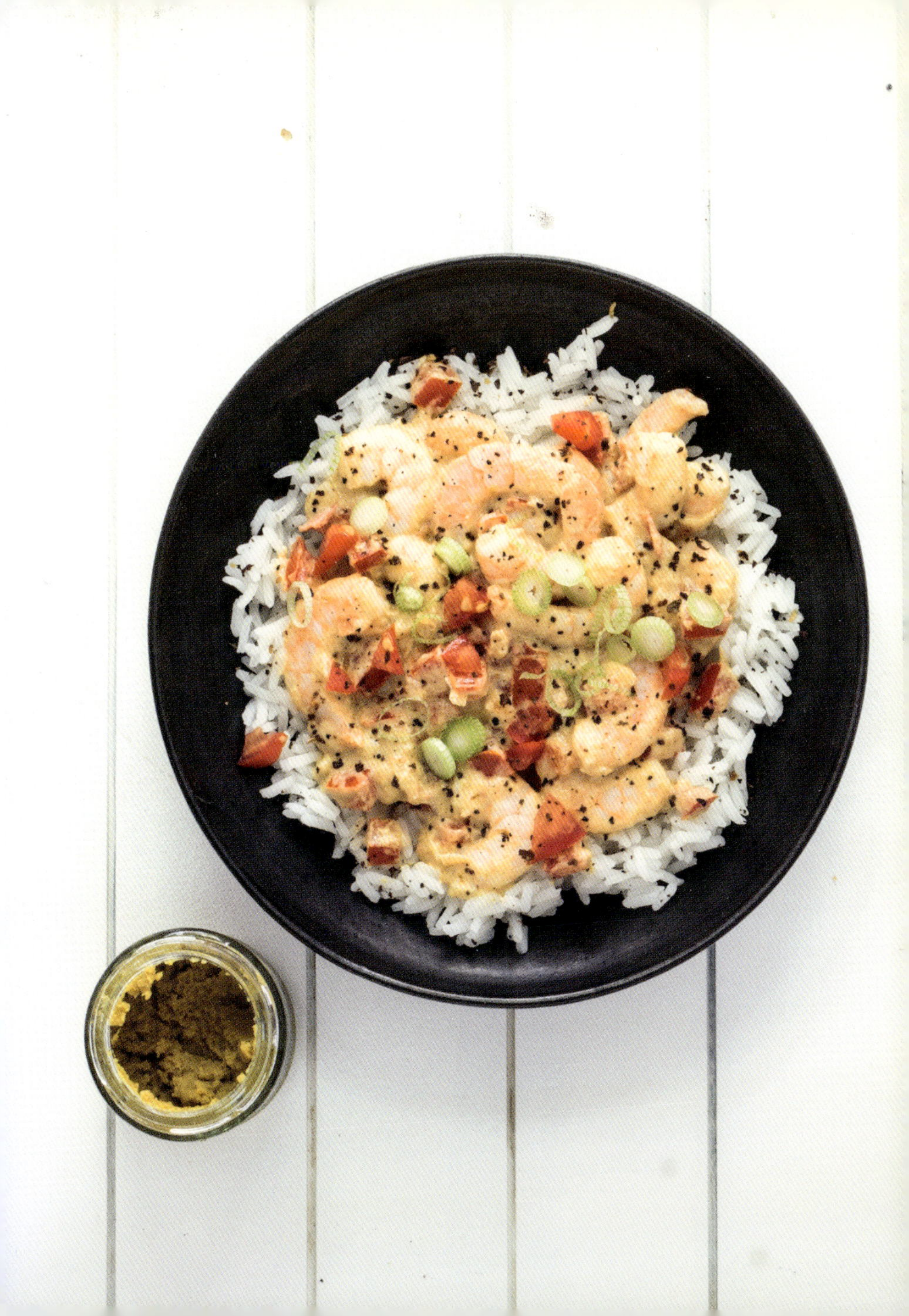

WOK DE LÉGUMES *au poulet*

Pour 4 personnes
Préparation : 15 min
Cuisson : 15 min

400 g de blancs de poulet
400 g de julienne de légumes surgelée
4 champignons noirs déshydratés
40 g de cacahuètes grillées et salées
2 cuil. à soupe de sauce soja
2 cuil. à soupe de nuoc-mâm
2 cuil. à soupe d'huile de colza
5 brins de coriandre
Sel, poivre

1. Faites tremper les champignons noirs dans un bol d'eau tiède pendant la préparation du poulet.

2. Coupez le poulet en lamelles fines. Chauffez 1 cuillerée à soupe d'huile dans un wok, ajoutez le poulet et faites-le sauter pendant 5 minutes sur feu vif. Réservez sur une assiette.

3. Ajoutez 1 cuillerée à soupe d'huile dans le wok et versez la julienne de légumes. Faites-la sauter 5 minutes en remuant.

4. Rincez et émincez les champignons. Rincez et effeuillez la coriandre.

5. Ajoutez dans le wok les champignons, les cacahuètes, la coriandre, la sauce soja et le nuoc-mâm. Salez et poivrez. Laissez cuire 3 minutes et servez aussitôt.

SPÉCIAL SAVEURS VENUES D'AILLEURS

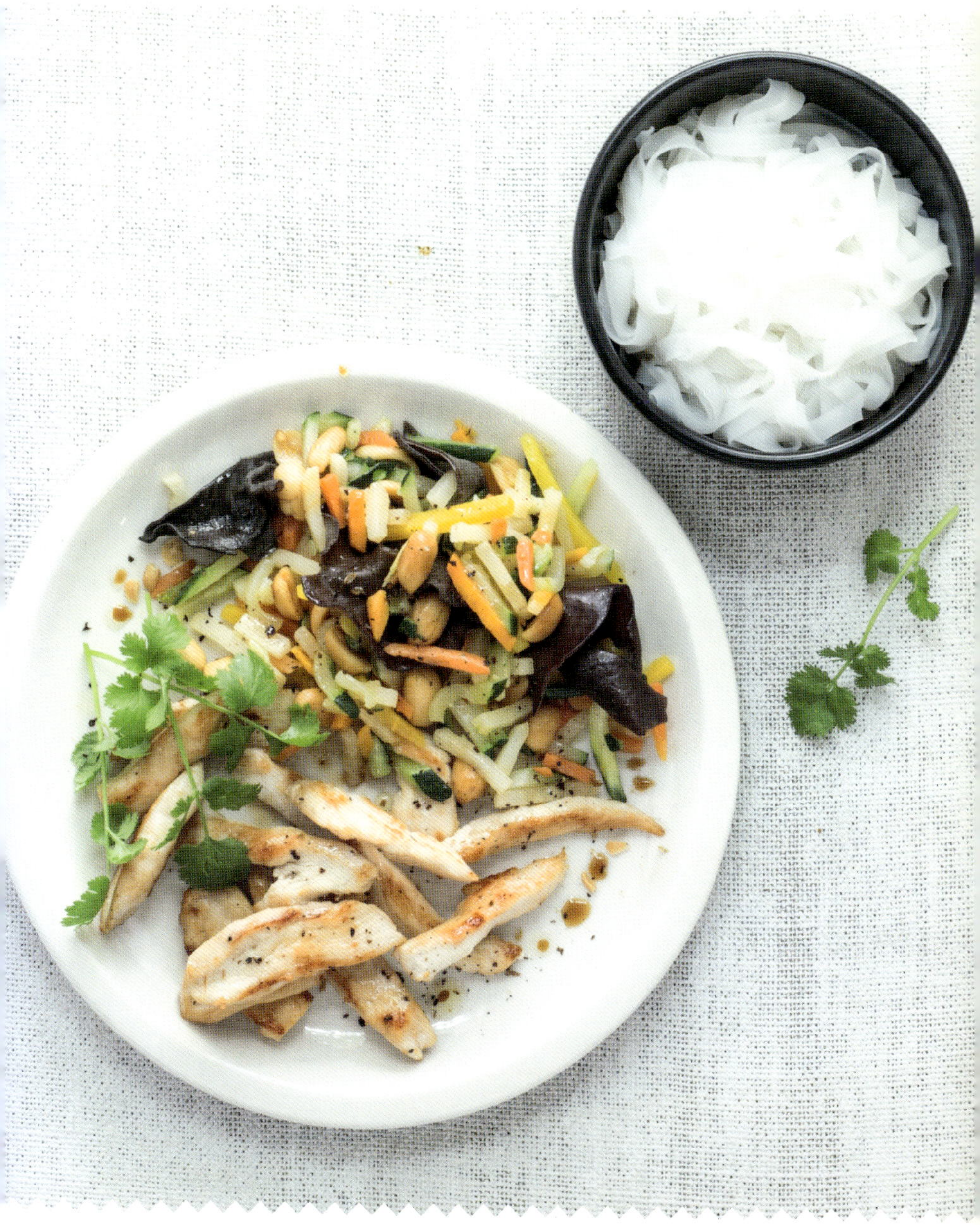

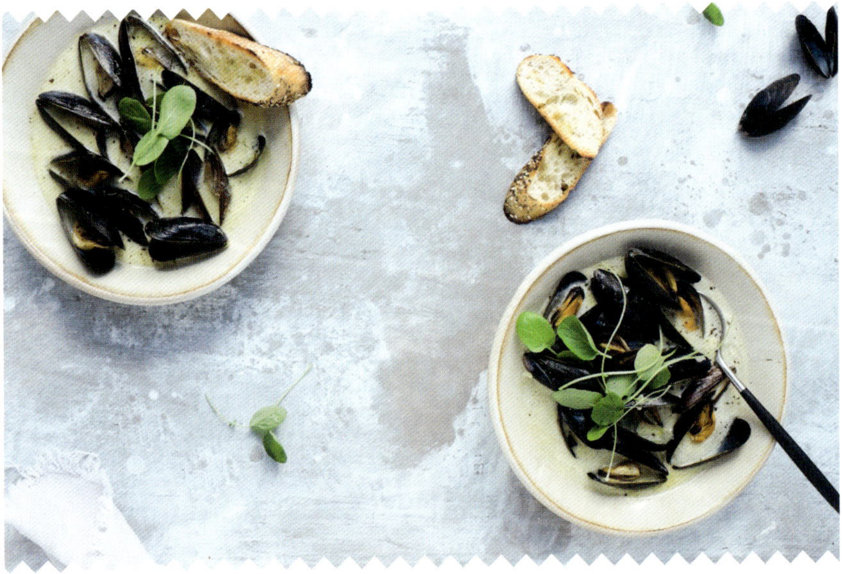

MOULES DANS UN BOUILLON, *lait de coco et safran*

POUR LES TRÈS PRESSÉS

Pour 4 personnes
Préparation : 5 min
Cuisson : 15 min

2 kg de moules
55 cl de bouillon de légumes
25 cl de lait de coco
1 cuil. à café de filaments de safran
1 oignon
20 cl de vin blanc
3 cuil. à soupe d'huile de coco
Sel

1. Pelez et ciselez l'oignon. Dans une cocotte, faites fondre l'huile de coco et laissez revenir l'oignon 5 minutes environ.

2. Versez le vin et le bouillon, ajoutez le safran, salez et incorporez le lait de coco.

3. Portez à ébullition, puis ajoutez les moules et couvrez 5 minutes environ, jusqu'à ce que toutes les moules soient bien ouvertes.

4. Rectifiez l'assaisonnement et servez aussitôt.

SOUPE AUX PETITS POIS
et crevettes

DETOX

Pour 4 personnes
Préparation : 10 min
Cuisson : 25 min

4 grosses crevettes roses
500 g de petits pois
1 petit oignon
20 g de feuilles de menthe
20 g de feuilles de basilic
2 cuil. à soupe d'huile d'olive
1 cuil. à café de sucre brun
1 cuil. à café de sel
Le zeste de 1 citron jaune

1. Émincez l'oignon. Chauffez 1 cuillerée d'huile dans une cocotte et faites fondre l'oignon jusqu'à ce qu'il devienne translucide.

2. Ajoutez la moitié des petits pois, 60 cl d'eau, la moitié de la menthe et du basilic, le sucre et le sel. Portez à ébullition, puis laissez mijoter à feu doux pendant 20 minutes, jusqu'à ce que les petits pois soient tendres.

3. Transférez la soupe dans le bol d'un robot avec le reste des petits pois et des herbes. Mixez rapidement.

4. Faites cuire les crevettes avec l'huile restante dans une poêle, à feu vif, 2 minutes de chaque côté.

5. Servez chaque bol avec une crevette et le zeste de citron.

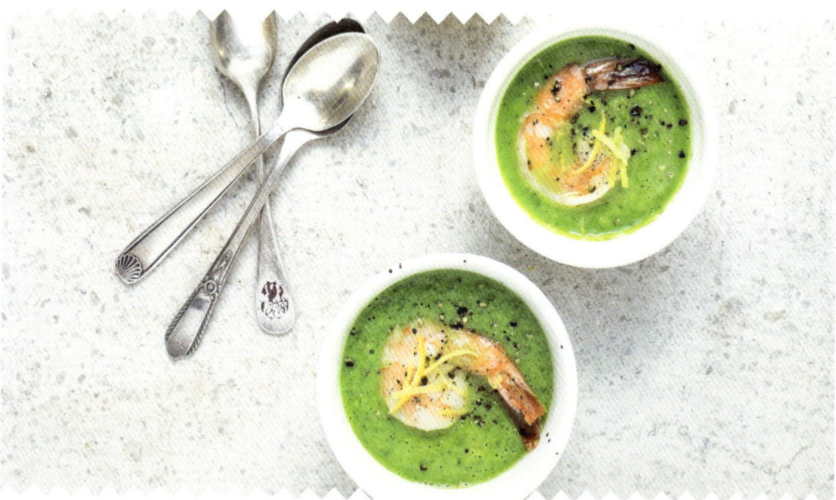

CARPACCIO DE RADIS NOIR,
figues et ricotta

Pour 4 personnes
Préparation : 10 min

2 radis noirs
300 g de figues
90 g de ricotta
40 g d'amandes
4 cuil. à soupe d'huile d'olive
1 cuil. à soupe de miel
Sel noir, poivre

1. Coupez les radis noirs en rondelles très fines à l'aide d'une mandoline et les figues à moitié. Hachez grossièrement les amandes et émiettez la ricotta.

2. Versez dans un petit bol l'huile d'olive et le miel. Mélangez bien.

3. Disposez dans une assiette les radis, répartissez les autres ingrédients et versez dessus un peu d'huile au miel.

4. Assaisonnez avec du sel noir et du poivre.

POUR LES TRÈS PRESSÉS

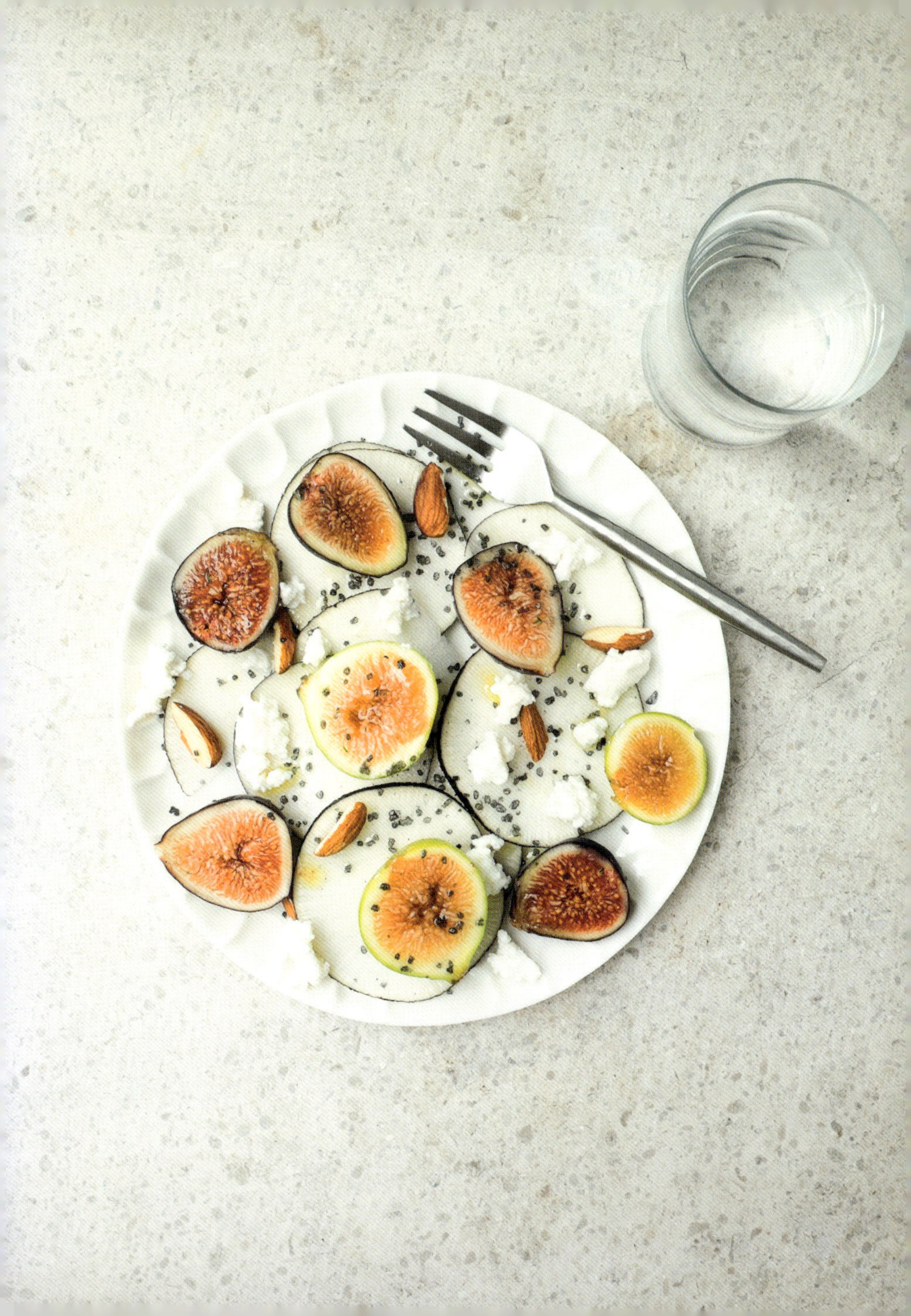

RUBANS DE COURGETTE *marinés, croûtons aux pistaches*

Pour 4 personnes
Préparation : 20 min
Réfrigération : 1-2 h
Repos : 1 min

4 courgettes
50 g de feta

Pour la sauce
6 cl d'huile d'olive
5,5 cl de vinaigre de vin rouge
Le jus de ½ citron
2 cuil. à soupe de miel
2 gousses d'ail
10 g de basilic
1 pincée d'origan
Sel, poivre

Pour les croûtons
2 petites tranches de pain rassis
35 g de pistaches
30 g de beurre
1 gousse d'ail

1. Préparez la sauce. Dégermez et hachez finement les gousses d'ail. Dans un bol, mélangez le vinaigre, le jus de citron, le miel, l'ail, le basilic haché et l'origan. Salez, poivrez. Versez l'huile d'olive tout en continuant à remuer.

2. Réalisez, à l'aide d'un économe, des rubans de courgette, transférez-les dans un bol et versez la moitié de la sauce dessus. Ajoutez la feta émiettée et mélangez. Réservez au frais de 1 à 2 heures.

3. Pendant ce temps, faites fondre le beurre dans une petite poêle, retirez de la flamme, mélangez et laissez reposer 1 minute. Ajoutez la gousse d'ail restante, dégermée et hachée, le pain rassis émietté et les pistaches grossièrement hachées, mélangez bien et salez.

4. Servez les courgettes avec le restant de sauce et les croûtons.

DETOX

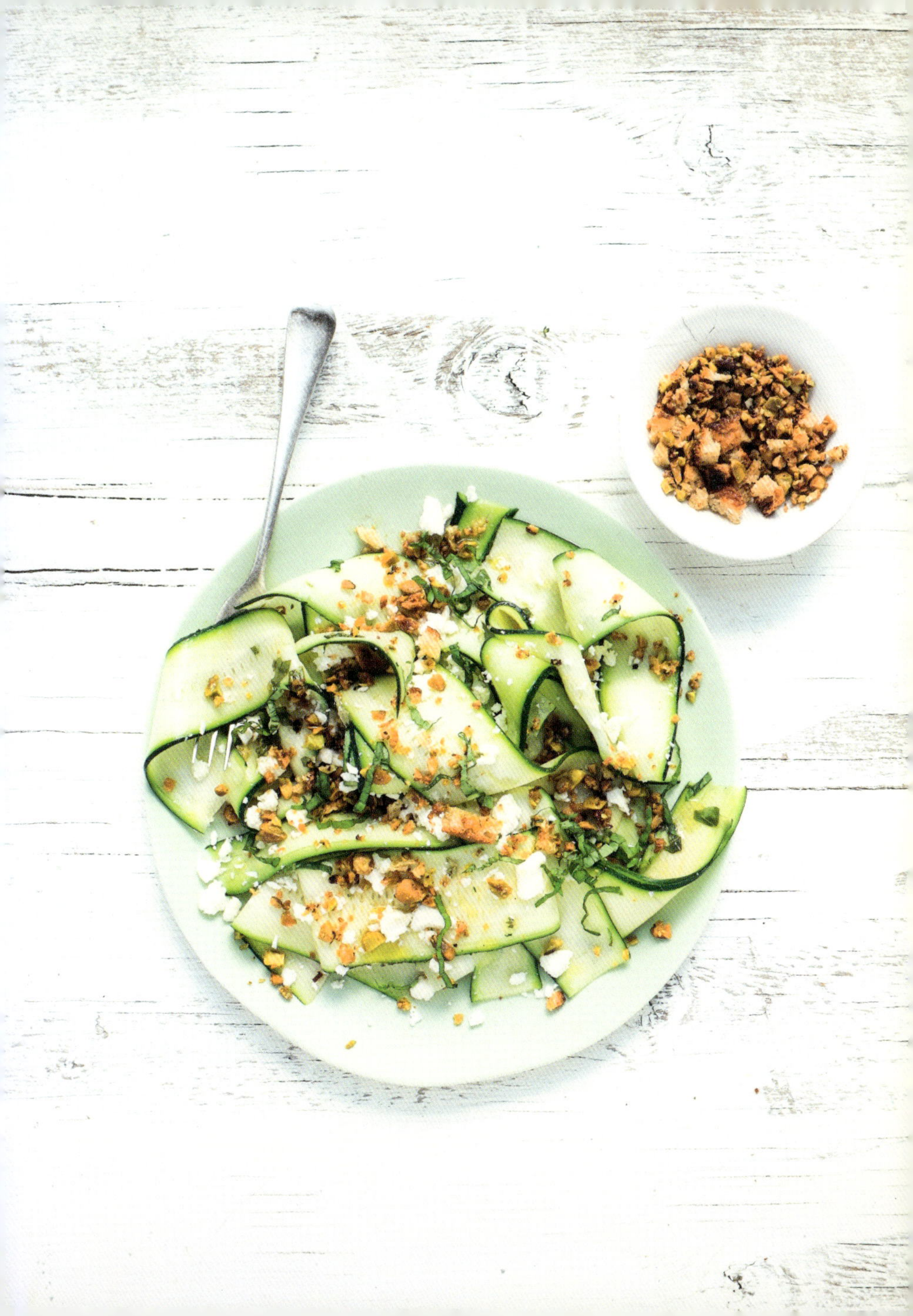

SALADE DE BŒUF MARINÉ

Pour 4 personnes
Préparation : 20 min
Réfrigération : 10 min

300 g de tranches fines de bœuf émincées
60 g de salade
3 oranges
¼ brocoli
2 cm de gingembre
1 cuil. à café de graines de sésame

Pour la marinade
2 cuil. à soupe d'huile d'olive
1 cm de gingembre
Sel, poivre

Pour la vinaigrette
2 cuil. à soupe d'orange pressée
2 cuil. à soupe d'huile d'olive
1 cuil. à soupe de vinaigre d'agrumes
Sel, poivre

1. Mélangez les ingrédients de la marinade avec le bœuf émincé et faites mariner 10 minutes au réfrigérateur.

2. Préparez la vinaigrette : mélangez le jus d'orange, l'huile d'olive et le vinaigre dans un bol, puis assaisonnez.

3. Pelez à vif les oranges et coupez-les en demi-rondelles. Coupez en petits cubes le gingembre. Émincez finement le brocoli.

4. Servez dans des bols la salade, les oranges et le brocoli. Versez la vinaigrette, ajoutez les tranches de bœuf marinées, les cubes de gingembre et les graines de sésame.

VITAMINE C

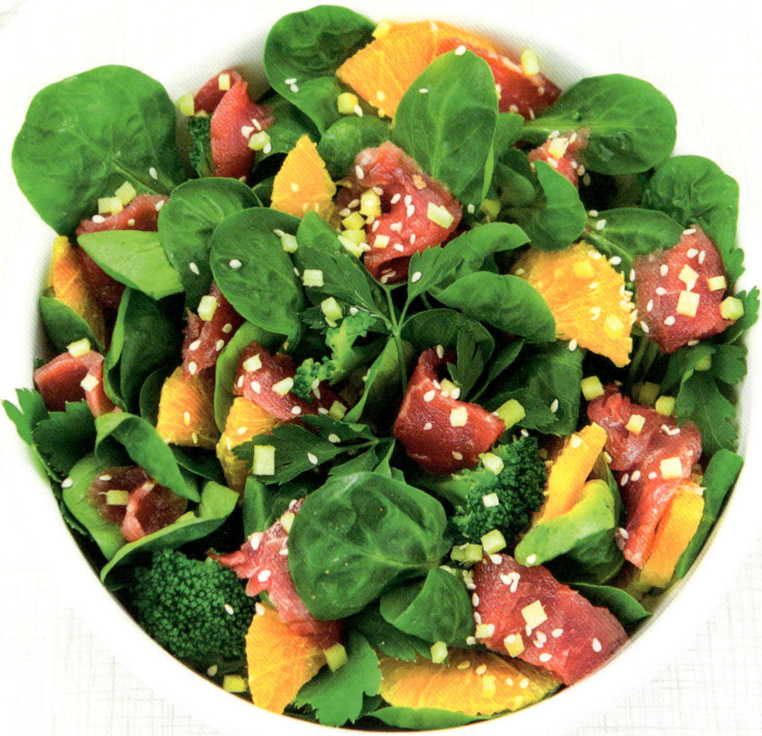

SALADE DE CÉLERI-RAVE, *betteraves, carottes et pommes granny*

Pour 4 personnes
Préparation : 20 min

½ céleri-rave
2 betteraves
4 carottes
2 pommes granny-smith
½ grenade
Quelques brins de persil
Quelques noix de pécan

Pour la sauce
2 cuil. à soupe d'huile d'olive
Le jus de ½ citron
1 cuil. à café de miel
1 petite gousse d'ail
1 cuil. à soupe de moutarde à grains
Sel, poivre

1. Préparez la sauce. Râpez l'ail, puis mélangez-le avec tous les ingrédients dans un petit bol. Assaisonnez avec du sel et du poivre.

2. Lavez les pommes, épluchez les carottes, les betteraves et le céleri-rave. Coupez le tout en julienne à l'aide d'une mandoline.

3. Placez tous les légumes dans un saladier avec le persil haché, la grenade égrenée et les noix de pécan. Arrosez de sauce et servez aussitôt.

ANTIOXYDANTS

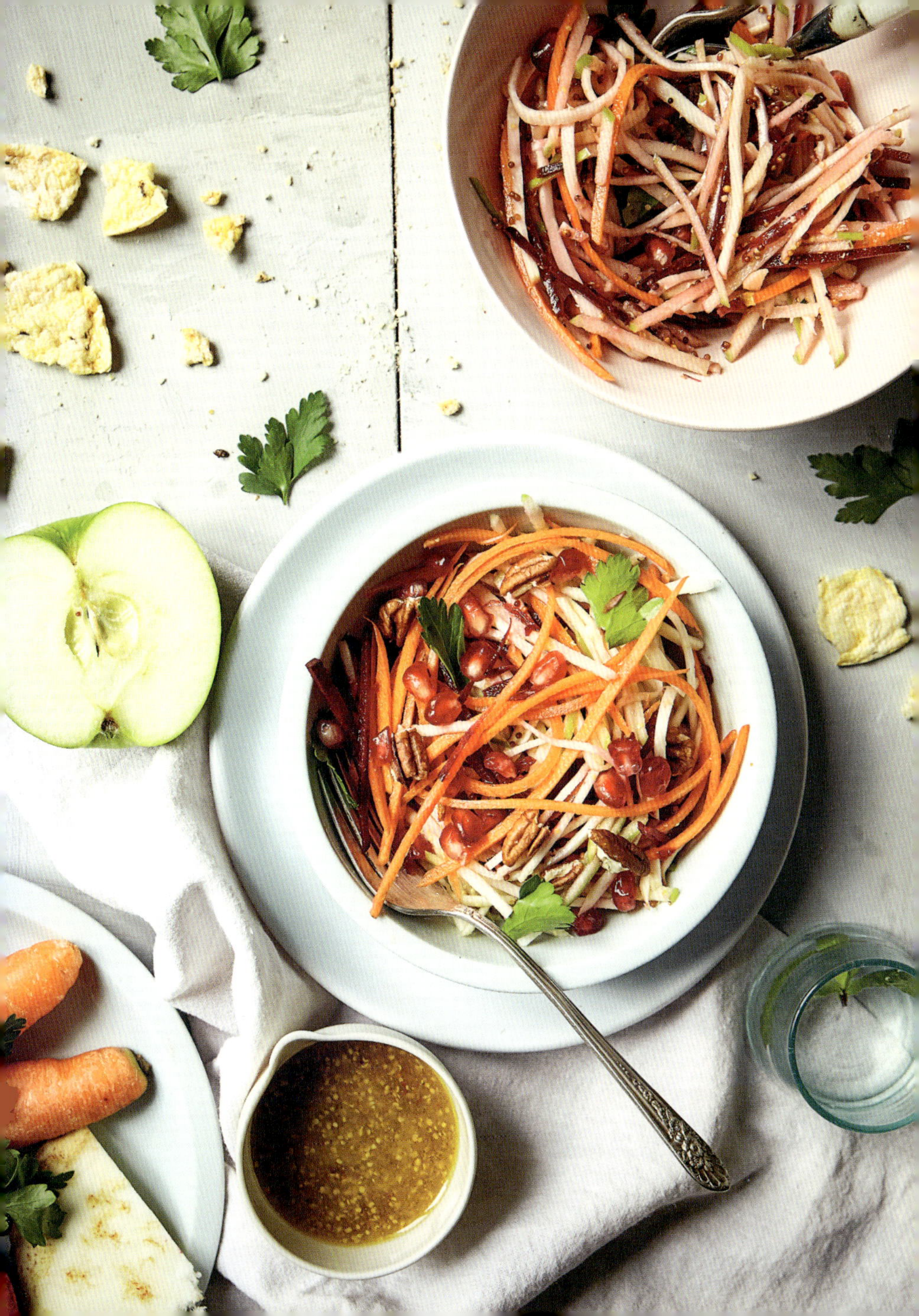

CHOU KALE GRILLÉ,
croûtons au paprika, radis et vinaigrette au yaourt

Pour 4 personnes
Préparation : 20 min
Cuisson : 20-25 min

2 gros bouquets de chou kale
2 tranches de pain grillé
1 cuil. à café de paprika fumé
10 radis
1 pomme granny-smith
6 cuil. à soupe d'huile d'olive

Pour la vinaigrette
100 g de yaourt
2 cuil. à soupe d'huile d'olive
2 gousses d'ail
Le jus de ½ citron
1 cuil. à soupe de miel
Sel, poivre

ANTIOXYDANTS

1. Préchauffez le four à 180 °C. Réduisez le pain en petits morceaux et mélangez-les avec 4 cuillerées à soupe d'huile et le paprika, puis déposez-les sur une plaque de cuisson. Enfournez pour 15 à 20 minutes, jusqu'à ce que les morceaux de pain soient croustillants et dorés.

2. Pendant ce temps, mélangez 2 cuillerées à soupe d'huile, le yaourt, l'ail râpé, le jus de citron et le miel dans un petit bol, assaisonnez.

3. Préchauffez le gril du four. Retirez les tiges de chou kale. Hachez grossièrement les feuilles et retirez les nervures si elles sont épaisses. Déposez-les sur une plaque de cuisson avec 2 cuillerées à soupe d'huile et une pincée de sel. Malaxez avec les mains, puis enfournez 2 à 5 minutes, jusqu'à ce que les feuilles deviennent un tout petit peu grillées et croustillantes.

4. Coupez la pomme en quartiers, puis en fines lamelles et les radis en fines rondelles.

5. Transférez le chou dans un saladier avec les morceaux de pomme, les rondelles de radis et les croûtons accompagnés de la vinaigrette au yaourt.

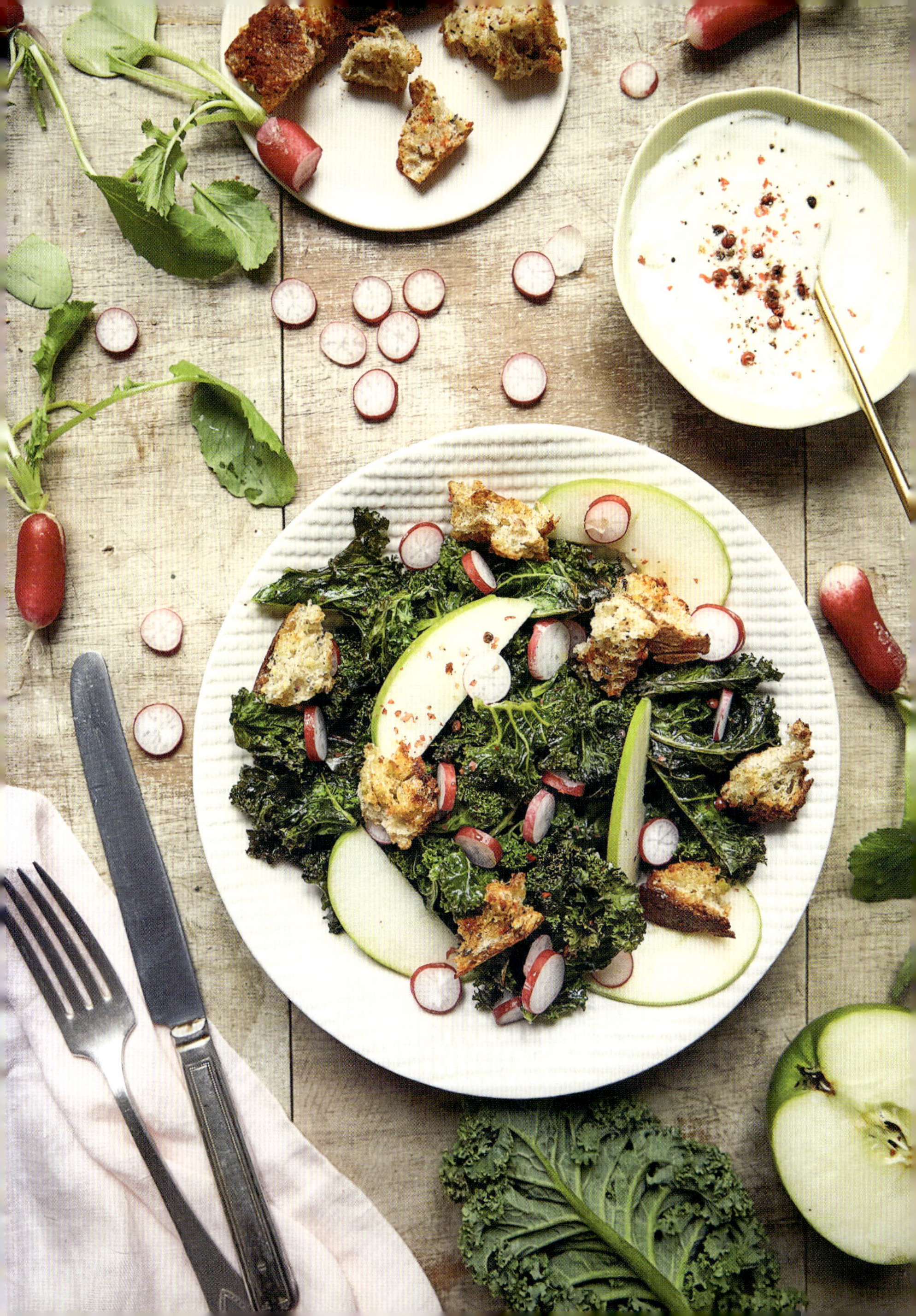

CHAMPIGNONS MASALA

Pour 4 personnes
Préparation : 20 min
Cuisson : 25 min

500 g de champignons de Paris
1 oignon
2 gousses d'ail
1 cm de gingembre
50 cl de coulis de tomates
2 cuil. à soupe d'huile neutre
2 cuil. à soupe de garam masala
1 cuil. à soupe de persil ciselé
1 cuil. à café de curcuma
½ piment vert haché
1 pincée de sucre en poudre

1. Rincez et séchez les champignons, coupez-les en quartiers. Pelez et hachez l'ail, l'oignon et le gingembre. Ciselez le persil et hachez le piment vert.

2. Chauffez 1 cuillerée à soupe d'huile dans une poêle et faites-y sauter les champignons, jusqu'à ce qu'ils aient rendu leur eau. Réservez.

3. Versez le restant d'huile dans la poêle et faites-y revenir l'oignon, l'ail et le gingembre pendant 4 minutes. Mixez l'ensemble avec 1 cuillerée à soupe d'eau pour obtenir une pâte lisse.

4. Transvasez le mélange dans la poêle, ajoutez le curcuma, mélangez, puis incorporez le coulis de tomates et le sucre.

5. Portez à ébullition, puis faites réduire la sauce pendant 5 minutes à feu doux. Incorporez le garam masala et les champignons et réchauffez le tout quelques minutes en remuant.

6. Parsemez de persil et de piment vert, et servez aussitôt.

SPÉCIAL SAVEURS D'AUTOMNE

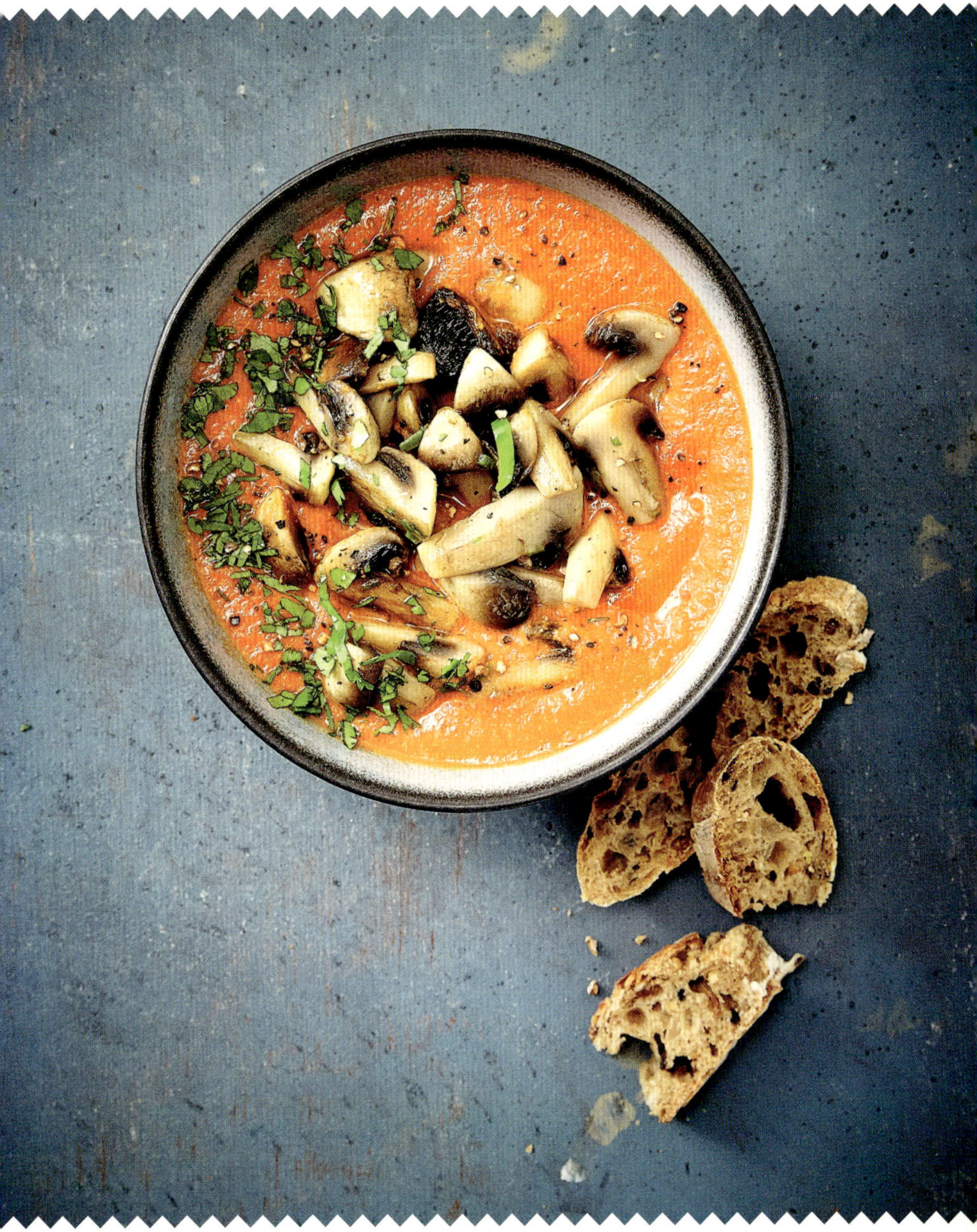

RIZ NOIR, COURGE
et pesto de coriandre

Pour 4 personnes
Préparation : 15 min
Cuisson : 40 min (hors cuisson du riz)

300 g de riz noir
1 petite courge kabocha
30 g de coriandre + quelques feuilles pour la garniture
140 g de noix du Brésil torréfiées
1 gousse d'ail
9 cl d'huile d'olive
3 cuil. à soupe de vinaigre de riz
3 cuil. à soupe d'huile de courge
Le zeste et le jus de 1 citron vert
Sel, poivre

1. Préchauffez le four à 180 °C (th. 6).

2. Faites cuire le riz noir en suivant les instructions sur l'emballage.

3. Pelez et coupez la courge en dés. Transférez dans un plat allant au four, ajoutez l'huile d'olive et assaisonnez. Faites rôtir pendant 40 minutes, jusqu'à ce que la courge soit tendre. Égouttez-la en conservant l'huile dans un petit bol.

4. Mélangez dans un autre petit bol le vinaigre, le jus de citron vert et 3 cuillerées à soupe de l'huile de la courge. Salez, poivrez.

5. Déposez dans le bol d'un robot les noix du Brésil, la gousse d'ail, le zeste de citron vert, la coriandre et le reste de l'huile de la courge. Mixez jusqu'à l'obtention d'une pâte homogène, goûtez et rectifiez l'assaisonnement.

6. Mélangez dans un plat le riz noir, la vinaigrette, la courge et quelques feuilles de coriandre, assaisonnez. Ajoutez le pesto et servez aussitôt.

SPÉCIAL
SAVEURS VENUES D'AILLEURS

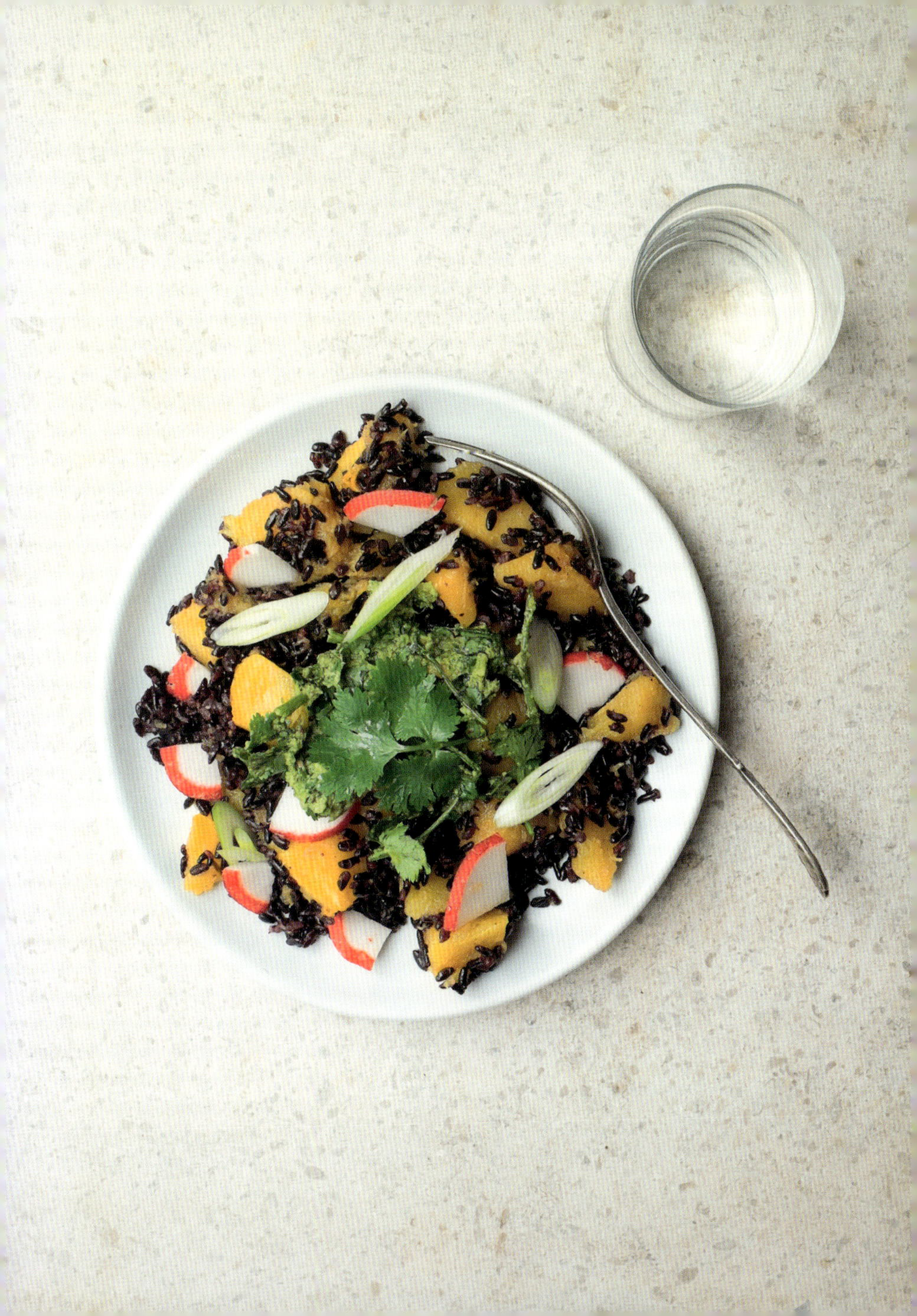

BOL DE RIZ AU TOFU, *bok choy et noix de cajou*

Pour 4 personnes
Préparation : 15 min
Réfrigération : 1 h

Cuisson : 20 min
(hors cuisson du riz)
200 g de riz complet
400 g de tofu
250 g de bok choy
(chou chinois)
70 g de noix de cajou
8 cl de sauce tamari
2 cm de gingembre
1 cuil. à soupe d'huile
de sésame

1. Faites cuire le riz en suivant les instructions sur l'emballage. Coupez le tofu en lamelles, puis en triangles et faites-le mariner au frais dans le tamari avec le gingembre râpé et l'huile de sésame pendant 1 heure.

2. Dorez dans une poêle les noix de cajou, puis ajoutez 2 cuillerées à soupe de la marinade et faites cuire jusqu'à ce que les noix en soient bien imprégnées.

3. Faites griller le tofu dans une poêle gril jusqu'à ce qu'il devienne croustillant, 4 minutes environ de chaque côté, réservez, puis grillez de même le bok choy coupé en deux, badigeonné de marinade.

4. Servez le tofu et le chou grillés dans un bol sur un lit de riz et parsemez de noix de cajou. Ajoutez un peu de marinade si nécessaire.

SUPERALIMENTS

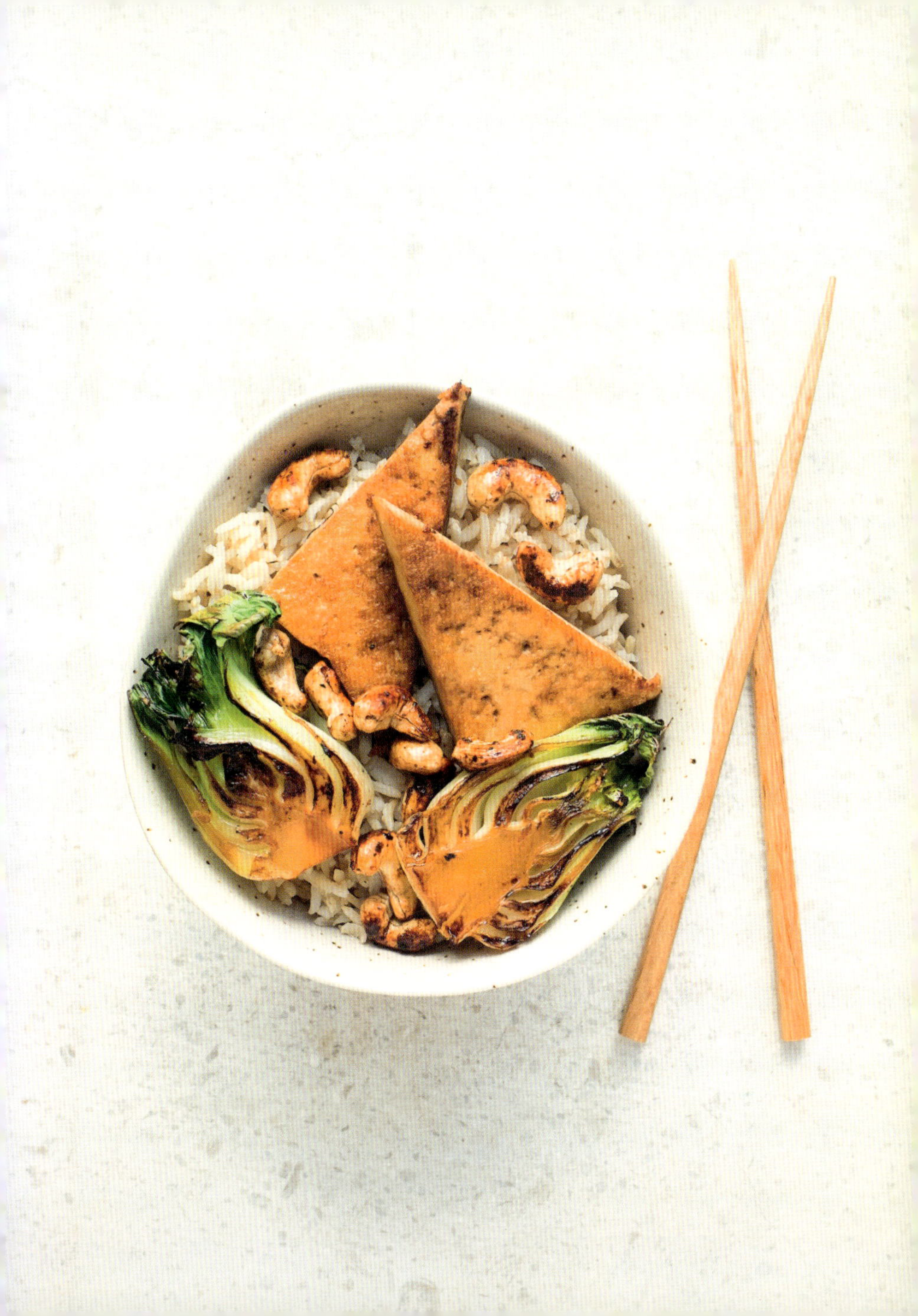

FILETS DE MERLAN, *mango salsa*

Pour 4 personnes
Préparation : 10 min
Cuisson : 10-12 min

4 filets de merlan
2 mangues mûres
1 poivron rouge
10 g de feuilles de coriandre
1 petit oignon rouge
1 petit piment vert
Le jus de 1 gros citron vert
Huile d'olive
Sel, poivre

1. Préchauffez le four à 180 °C (th. 6).

2. Dans un saladier, mélangez les mangues et le poivron coupés en dés, la coriandre ciselée, l'oignon et le piment hachés. Arrosez avec le jus de citron vert, mélangez bien et assaisonnez.

3. Déposez chaque filet de merlan dans un morceau de papier d'aluminium, arrosez d'un filet d'huile, assaisonnez et enfournez pour 10 à 12 minutes.

4. Servez chaque filet sur un lit de mango salsa.

DETOX

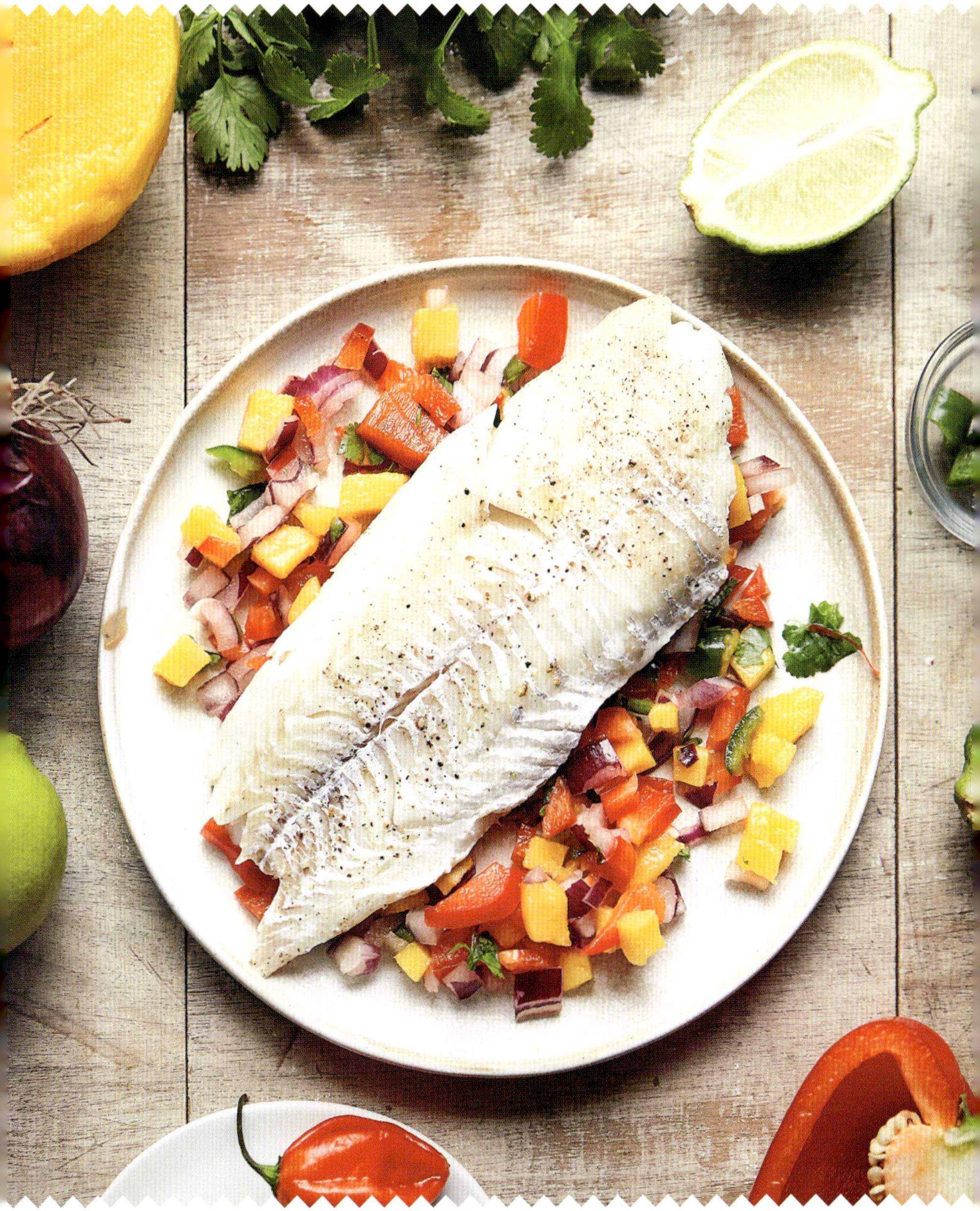

DORADES ROYALES
au lait de coco

Pour 4 personnes
Préparation : 30 min
Cuisson : 20 min
Repos : 30 min

4 dorades royales vidées et écaillées
10-15 gousses d'ail
10-15 cl de vinaigre de framboise
2 cuil. à soupe d'huile d'olive + un peu pour la poêle
Piment d'Espelette
Le zeste de 1 citron vert
Sel, poivre

Pour la sauce coco
40 cl de lait de coco
2 tiges de citronnelle
1 cm de gingembre
7,5 cl de jus de citron vert

SPÉCIAL SAVEURS VENUES D'AILLEURS

1. Épluchez l'ail et émincez-le. Incisez les dorades : avec un couteau pointu, tailladez les deux côtés de chaque poisson.

2. Disposez l'ail émincé dans une casserole avec l'huile d'olive et du piment d'Espelette. Faites dorer tout doucement en remuant régulièrement. Déglacez avec le vinaigre de framboise, puis laissez réduire légèrement. Rectifiez l'assaisonnement.

3. Préparez la sauce au lait de coco. Lavez les tiges de citronnelle, égouttez-les et coupez-les en deux dans la longueur, puis en tronçons. Placez le lait de coco avec la citronnelle dans une casserole sur feu doux. Portez à frémissement, éteignez immédiatement le feu et laissez infuser jusqu'à refroidissement complet. Filtrez. Épluchez et lavez le gingembre, râpez-le, pressez-le au presse-ail. Ajoutez le gingembre et le jus de citron vert au lait de coco.

4. Faites chauffer la poêle. Mettez-y un filet d'huile d'olive, puis les dorades. Salez et poivrez légèrement. Faites cuire d'abord 5 minutes sur chaque face et à nouveau 2 à 3 minutes. En fin de cuisson, nappez les dorades du jus d'ail et vinaigre.

5. Servez immédiatement les dorades parsemées de zeste de citron et accompagnées de la sauce coco.

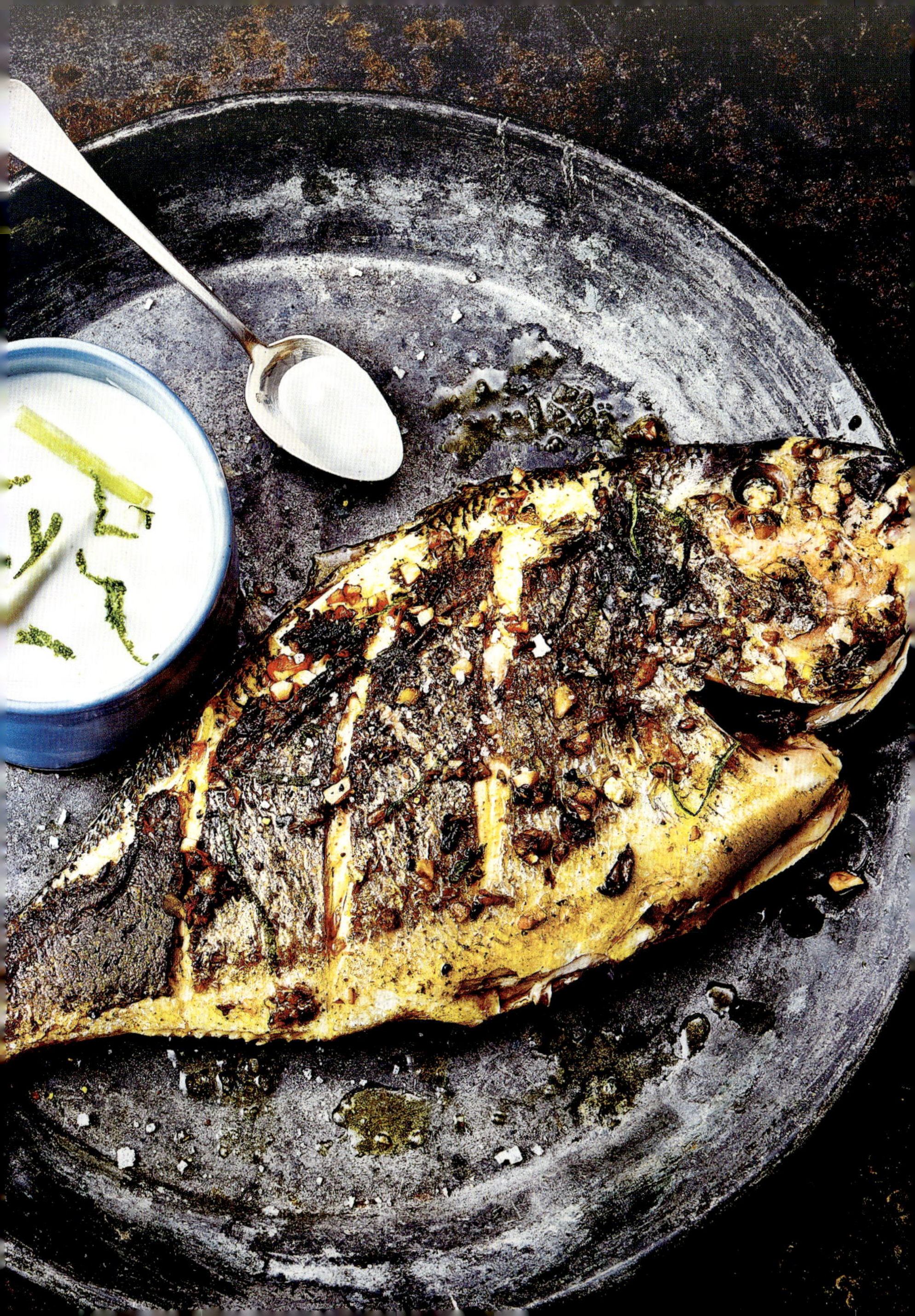

LIMANDE-SOLE, PETITS POIS
et salsa verde

Pour 4 personnes
Préparation : 15 min
Cuisson : 10 min

4 filets de limande-sole (500 g environ)
220 g de petits pois surgelés
Le jus et le zeste de 1 citron
2 cuil. à soupe de graines de courge
1 cuil. à soupe d'huile de coco
1 pincée de sumac
Sel, poivre

Pour la salsa verde
20 g de persil
20 g de basilic
6 cl d'huile d'olive
1 cuil. à café de câpres
1 cuil. à café de vinaigre de cidre

1. Préparez la salsa verde. Dans le bol d'un robot, déposez le persil, le basilic et les câpres. Versez l'huile d'olive et le vinaigre et mixez jusqu'à l'obtention d'un liquide homogène.

2. Assaisonnez les filets. Dans une poêle, laissez fondre l'huile de coco, puis déposez les filets et faites cuire 2 à 3 minutes de chaque côté. Réservez.

3. Faites cuire dans la même poêle les petits pois avec le jus de citron 3 à 4 minutes.

4. Servez les filets avec la salsa verde, les petits pois, le zeste de citron et le sumac, parsemés de graines de courge.

POUR LES TRÈS PRESSÉS

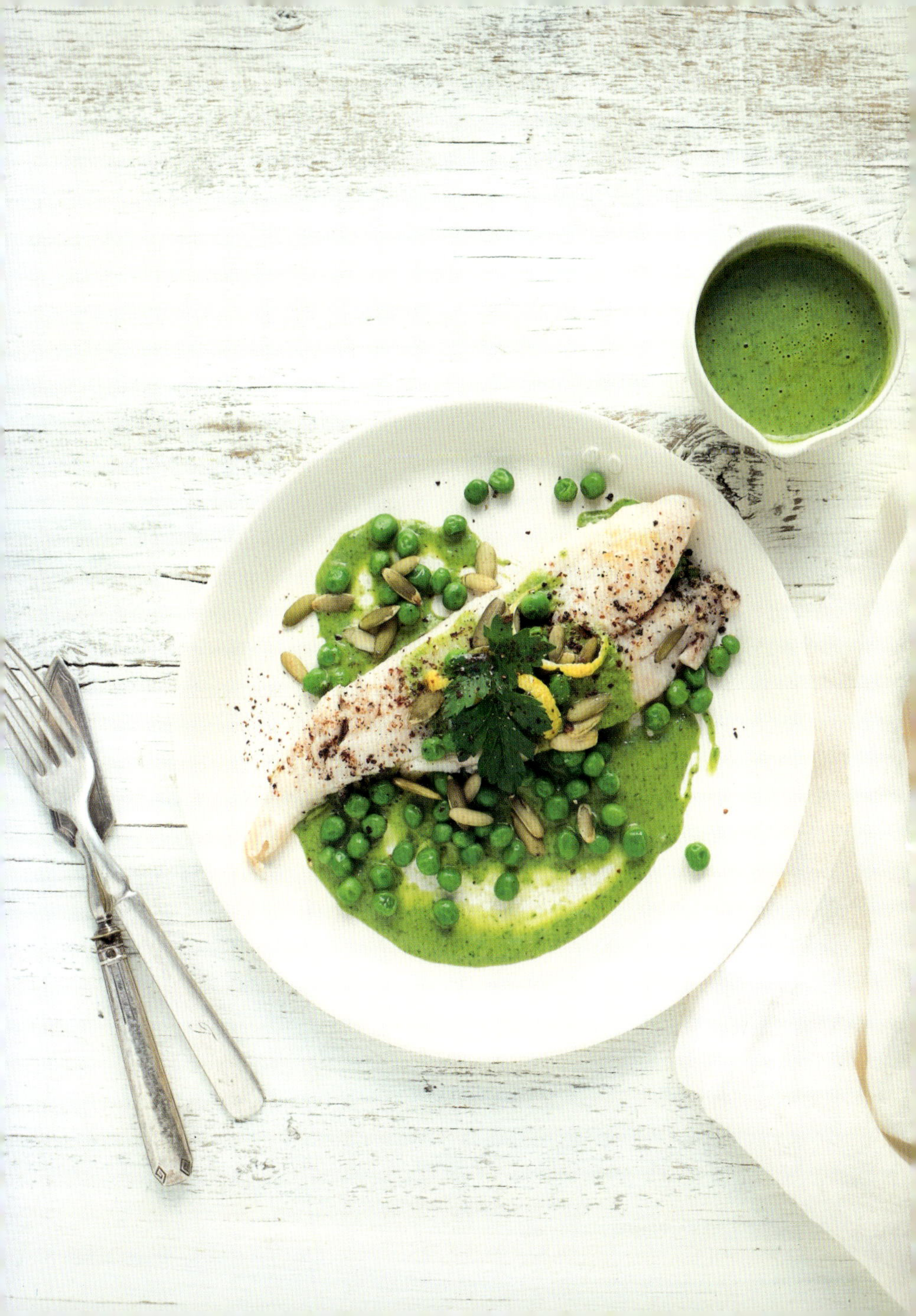

SAUMON, RIZ DE COCO
et chou kale

Pour 4 personnes
Préparation : 15 min
Cuisson : 20 min

4 filets de saumon (400 g environ)
220 g de riz
21 cl de lait de coco
180 g de chou kale
50 g de noix de coco râpée
5 cl d'huile de coco
2 cuil. à soupe de tamari
2 cuil. à soupe de sriracha
1 cuil. à soupe de sucre de coco
1 cuil. à café d'huile de sésame
Sel, poivre

1. Rincez le riz puis faites-le cuire 10 minutes dans 22 cl d'eau et le lait de coco avec une pincée généreuse de sel. Retirez du feu et ajoutez le sucre, mélangez.

2. Préchauffez le four à 200 °C (th. 6-7).

3. Mélangez dans un petit bol l'huile de coco, l'huile de sésame, le tamari et la sriracha, salez et poivrez.

4. Déposez le chou kale grossièrement haché et la noix de coco sur une plaque allant au four recouverte de papier sulfurisé, arrosez de la moitié de la sauce et mélangez.

5. Badigeonnez les filets de saumon du reste de la sauce et déposez-les sur le chou. Enfournez une dizaine de minutes (veillez à ce que le chou kale ne brûle pas !).

6. Servez le chou kale et le saumon sur un lit de riz.

ANTIOXYDANTS

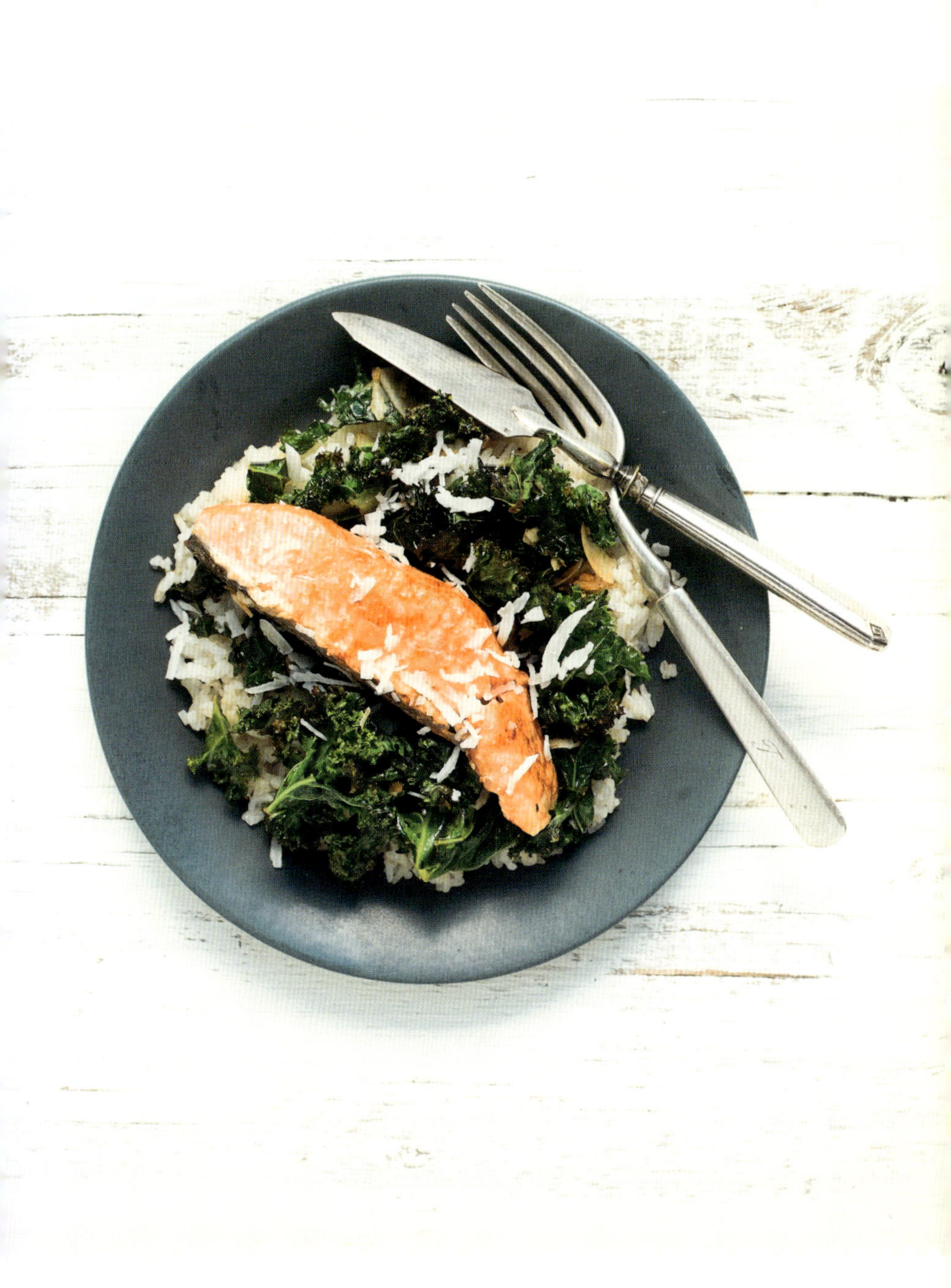

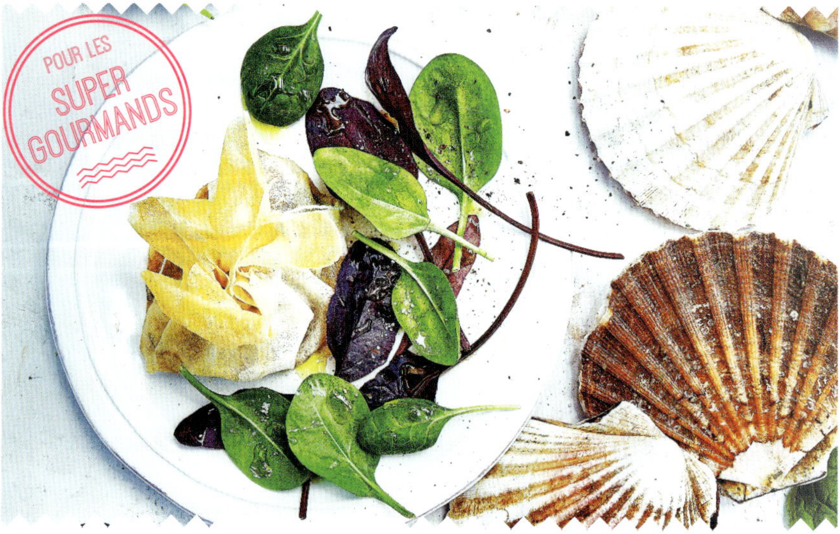

AUMÔNIÈRES

de saint-jacques, sauce à la crème

Pour 4 personnes
Préparation : 20 min
Cuisson : 16 min

8 noix de saint-jacques
4 feuilles de brick
1 échalote
5 brins de persil
3 cuil. à soupe de vin blanc sec
1 cuil. à soupe rase de Maïzena®
4 cuil. à café de crème fraîche épaisse entière
1 cuil. à soupe d'huile d'olive
Jeunes pousses pour servir
Sel, poivre

1. Rincez et épongez les noix de saint-jacques. Pelez et hachez l'échalote. Rincez et hachez le persil.

2. Faites cuire, sans matière grasse, les noix de saint-jacques et l'échalote, pendant 5 minutes. Salez, poivrez, saupoudrez de Maïzena®, mouillez avec le vin blanc. Mélangez, ajoutez la crème, le persil et laissez cuire 1 minute.

3. Préchauffez le four à 210 °C (th. 7). Huilez très légèrement les feuilles de brick avec un pinceau. Garnissez-les chacune de deux noix de saint-jacques et de sauce. Fermez les feuilles en forme d'aumônière, avec de la ficelle de cuisine.

4. Enfournez pour 10 minutes, le temps que les aumônières soient bien colorées. Servez chaud, avec une salade de jeunes pousses.

CUISSES DE LAPIN AU ROMARIN, *carottes caramélisées*

Pour 4 personnes
Préparation : 25 min
Cuisson : 25 min

4 cuisses de lapin
4 brins de romarin
800 g de carottes
1 petit navet
1 oignon violet
30 g de sucre roux
2 cuil. à soupe d'huile d'olive
1 pincée de muscade
Sel, poivre

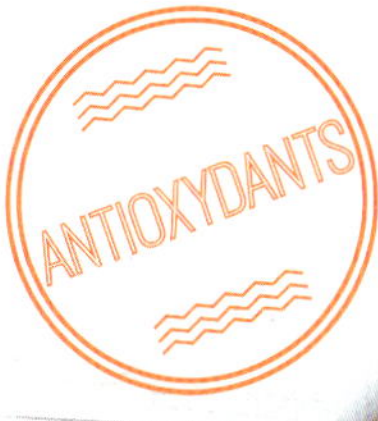

1. Pelez et lavez les carottes et le navet et coupez-les en dés. Épluchez l'oignon et coupez-le en quatre.

2. Préchauffez le four à 180 °C (th. 6).

3. Graissez un grand plat avec 1 cuillerée à soupe d'huile d'olive. Disposez les cuisses de lapin dans le plat, ajoutez un petit brin de romarin sur chaque cuisse. Répartissez les dés de carotte et de navet, les morceaux d'oignon, du sel, du poivre et la muscade. Versez 1 cuillerée à soupe d'huile d'olive, 3 cuillerées à soupe d'eau et le sucre roux sur les légumes.

4. Faites cuire 25 minutes au four, en couvrant d'une feuille de papier d'aluminium si les légumes se colorent trop vite. Retirez les morceaux d'oignon et servez chaud.

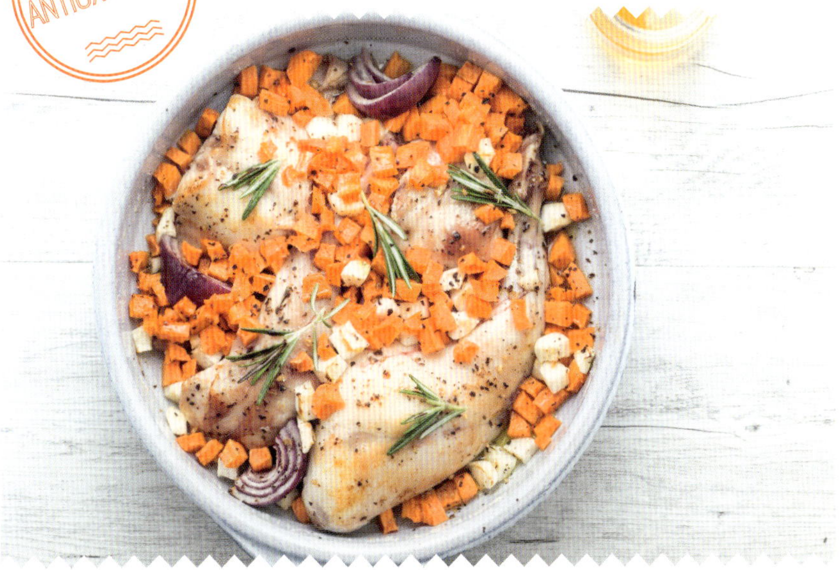

FILET DE POULET
croquant mariné et sa salade

Pour 4 personnes
Préparation : 20 min
Repos : 1 h
Marinade : 30 min
Cuisson : 4-6 min

3 filets de poulet
Pousses d'épinards, roquette, graines germées
2 cuil. à café de sésame doré
1 verre de flocons de millet
1 cuil. à café d'huile d'olive

Pour la marinade
1 cuil. à soupe d'huile d'olive
3 brins de thym
Le jus de 1 citron vert
2 cm de gingembre
1 cuil. à soupe de vinaigre balsamique
1 cuil. à soupe de persil plat ciselé
1 cuil. à soupe de coriandre fraîche ciselée
1 cuil. à café d'ail haché

Pour la sauce
1 cuil. à café d'ail haché
2 cuil. à soupe d'huile d'olive
1 cuil. à soupe de vinaigre balsamique

1. Sortez le poulet du réfrigérateur et laissez-le à température ambiante pendant 1 heure.

2. Préparez la marinade : mettez l'huile d'olive dans le fond d'un plat creux, ajoutez les différentes herbes aromatiques, le gingembre râpé, l'ail, le jus de citron et le vinaigre et mélangez le tout. Ajoutez les filets de poulet et laissez mariner 30 minutes minimum.

3. Dans un saladier, mélangez les différentes pousses. Dans un bol, préparez la sauce d'accompagnement, en mélangeant l'huile d'olive, le vinaigre balsamique et l'ail.

4. Mettez les flocons de millet dans une assiette, sortez les filets de poulet de la marinade et passez-les dans les flocons de millet. Faites chauffer la poêle.

5. Mettez l'huile d'olive sur la poêle et faites dorer les filets de poulet 2 à 3 minutes de chaque côté jusqu'à ce qu'ils soient bien dorés. Une fois cuits, dressez les filets sur la salade et parsemez de graines de sésame doré. Ajoutez la sauce au moment de servir.

SUPERALIMENTS

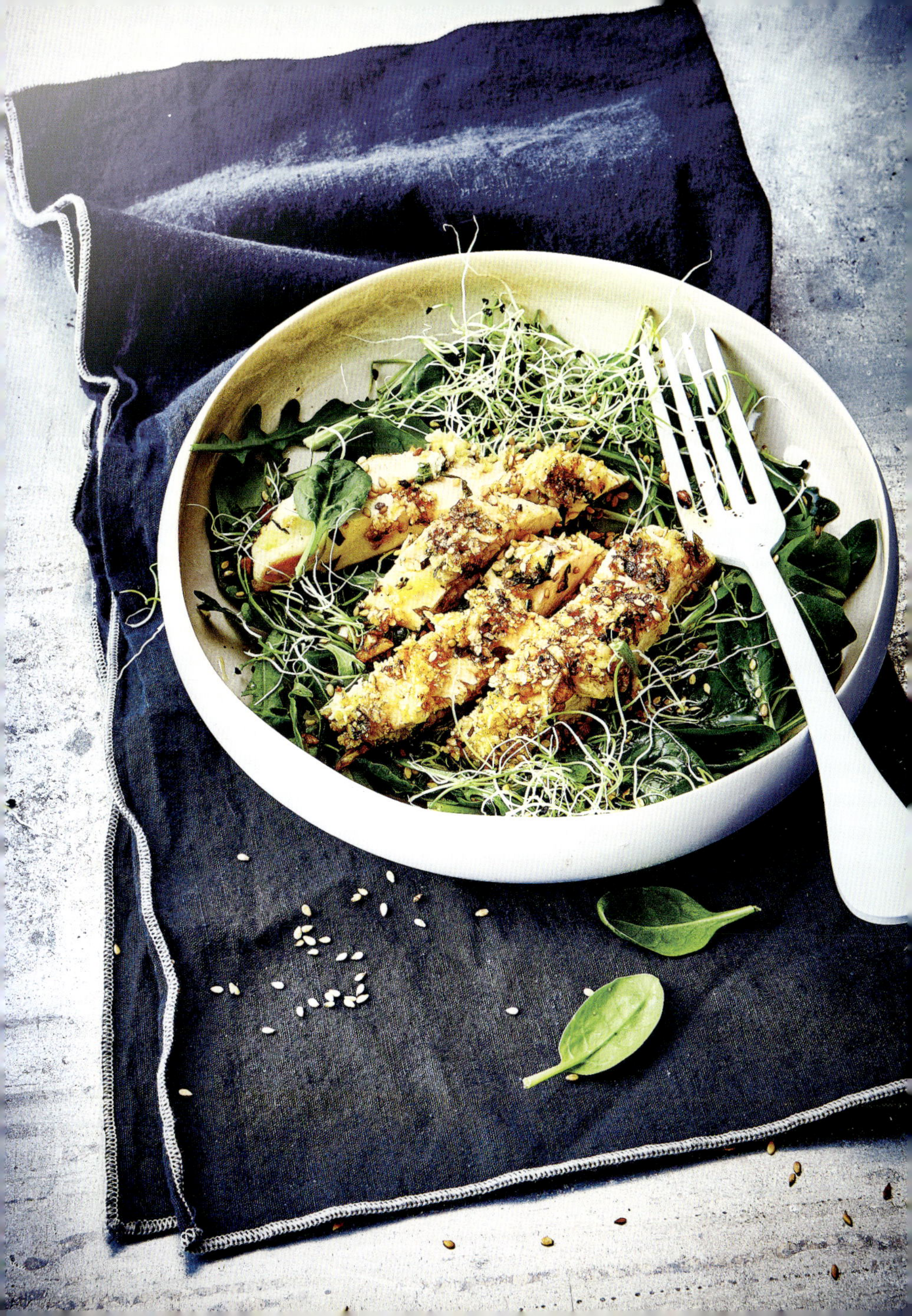

MAGRETS AUX GROSEILLES

Pour 4 personnes
Préparation : 10 min
Réfrigération : 15 min
Cuisson : 10 min

2 magrets de canard dégraissé (500 g)
200 g de groseilles rouges
1 cuil. à soupe d'huile d'olive
2 cuil. à soupe de vinaigre de framboise
1 cuil. à soupe de miel liquide
1 pincée de cannelle
1 pincée de mélange d'épices cinq parfums
Sel, poivre

1. Saupoudrez les magrets de sel, poivre, cannelle et mélange d'épices cinq parfums sur les deux faces. Couvrez de papier film et laissez reposer au frais 15 minutes minimum. Rincez et égrappez les groseilles.

2. Faites chauffer une poêle huilée, ajoutez les magrets et laissez-les cuire 3 à 4 minutes sur chaque face, selon le degré de cuisson désiré. Placez la viande entre deux assiettes creuses.

3. Mettez dans la poêle le vinaigre et le miel, laissez bouillir en remuant, puis ajoutez les groseilles sur feu vif.

4. Remettez la viande dans la poêle avec son jus, laissez chauffer 1 minute, puis découpez la viande en tranches et servez aussitôt.

POUR LES SUPER GOURMANDS

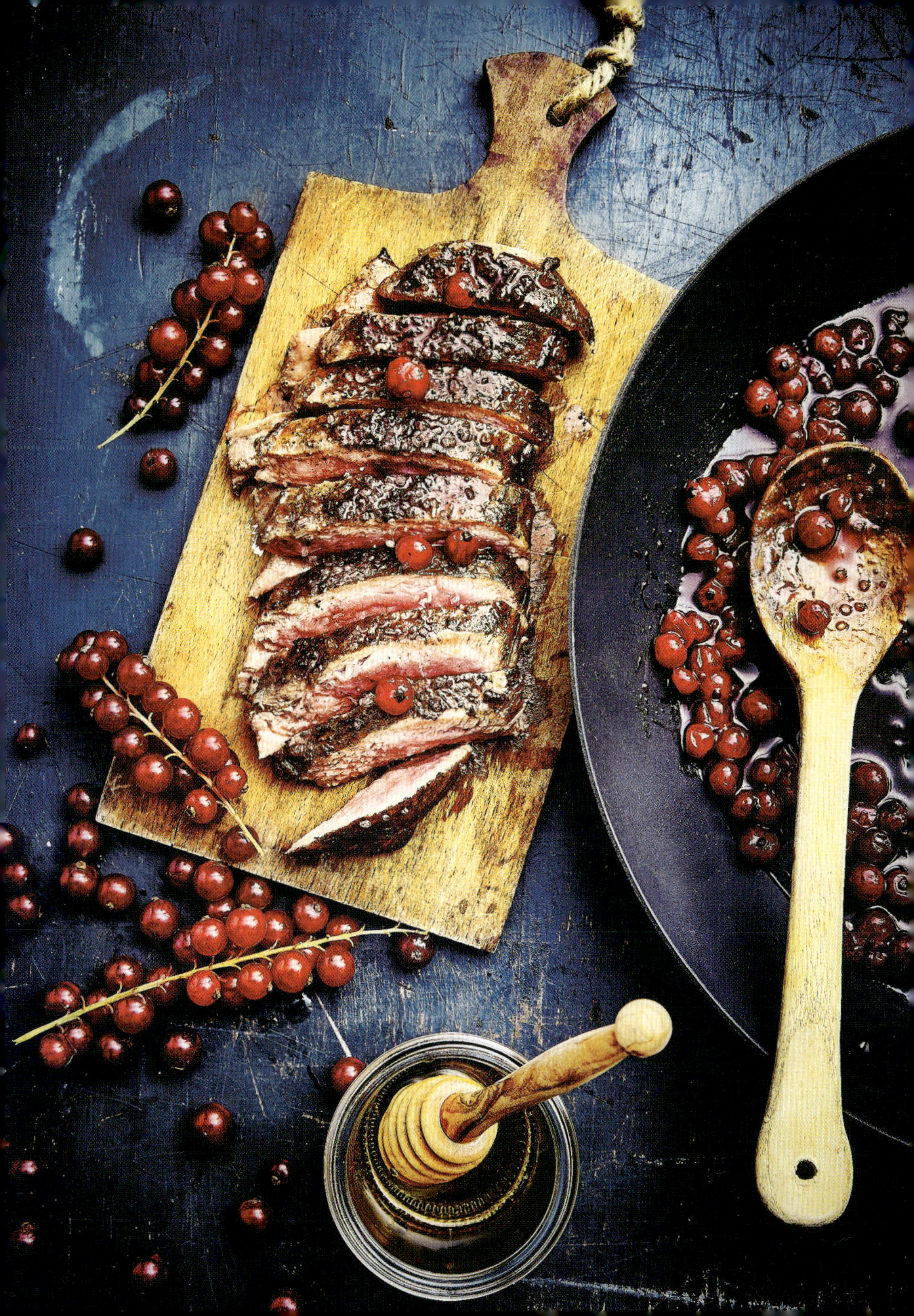

ONGLET DE BŒUF MARINÉ
accompagné de ses légumes

Pour 2 personnes
Préparation : 15 min
Repos : 1 h
Marinade : 30 min
Cuisson : 10-15 min

1 onglet
1 courgette
4 pommes de terre nouvelles
2 cuil. à soupe d'huile d'olive
Sel, poivre

Pour la marinade
2 cuil. à soupe d'huile d'olive
3 brins de romarin
1 cuil. à soupe de vinaigre de cidre
1 cuil. à soupe d'échalote
1 cuil. à soupe de persil plat
1 cuil. à soupe de coriandre
1 cuil. à café d'ail
1 cuil. à café d'origan

RICHE EN PROTÉINES

1. Sortez la viande du réfrigérateur et laissez-la à température ambiante pendant 1 heure.

2. Préparez la marinade. Ciselez les herbes aromatiques et l'échalote. Hachez l'ail au couteau. Mettez l'huile d'olive dans le fond d'un plat creux, ajoutez les différentes herbes aromatiques, l'échalote, l'ail et le vinaigre et mélangez le tout. Ajoutez la viande et laissez mariner 30 minutes minimum.

3. Préparez les légumes : lavez la courgette et tranchez-la en fines lamelles à l'aide d'une mandoline. Prélevez quelques cuillerées de marinade et ajoutez-les aux lamelles de courgette. Veillez à bien les imbiber. Lavez et pelez les pommes de terre, puis coupez-les en grosses frites e faites-les rissoler à la poêle avec un peu d'huile. Salez et poivrez.

4. Faites chauffer la poêle. Déposez-y les lamelles de courgette, puis baissez le feu. Remuez et laissez cuire jusqu'à ce qu'elles soient bien colorées, ôtez du feu et réservez.

5. Remettez la poêle sur feu vif et saisissez l'onglet mariné, 2 à 3 minutes par face. Ne touchez pas la viande pendant qu'elle saisit. Assaisonnez et servez l'onglet en lamelles avec la courgette et quelques pommes de terre rissolées.

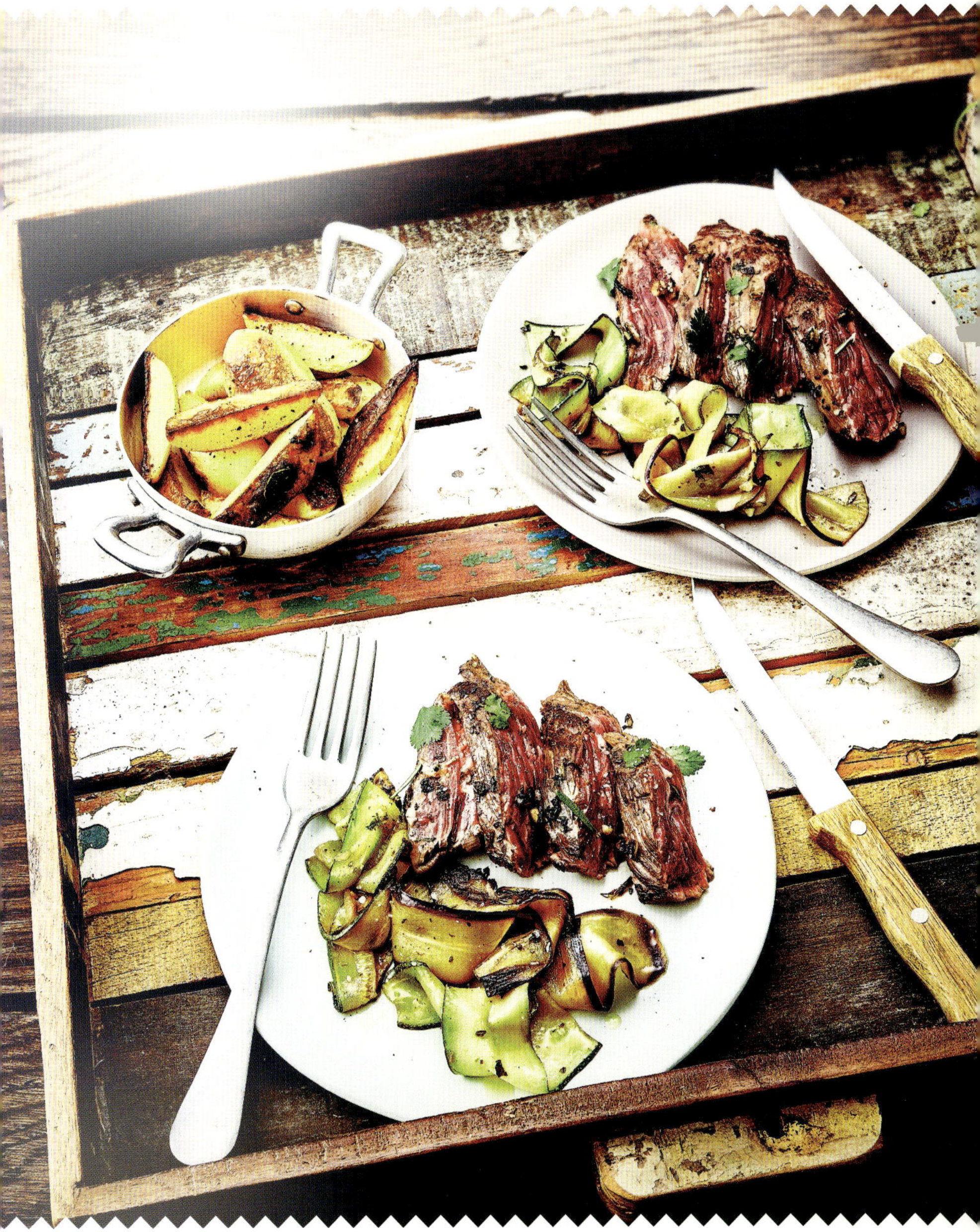

SALTIMBOCCA AU CITRON

Pour 4 personnes
Préparation : 20 min
Cuisson : 15 min

8 escalopes de veau très fines (480 g)
1 petit brin de romarin
1 citron
4 tranches de filet de bacon
80 g de mozzarella
5 cl de vin blanc sec
1 cuil. à soupe d'huile d'olive
Poivre
8 piques en bois

1. Lavez le citron, prélevez 8 morceaux de zeste avec un couteau économe. Coupez le romarin en 8 petits morceaux. Coupez les tranches de bacon en deux. Hachez grossièrement la mozzarella.

2. Étalez les escalopes de veau sur une planche. Garnissez-les de ½ tranche de filet de bacon, d'une pincée de mozzarella hachée, de 1 zeste de citron. Poivrez. Roulez les escalopes et fixez-les avec une pique en bois.

3. Faites chauffer l'huile d'olive dans une sauteuse. Ajoutez les saltimbocca, faites-les dorer 5 minutes à feu vif, en les retournant sur toutes les faces.

4. Ajoutez le vin blanc et le romarin. Couvrez et laissez cuire 10 minutes à feu moyen. Servez chaud.

DETOX

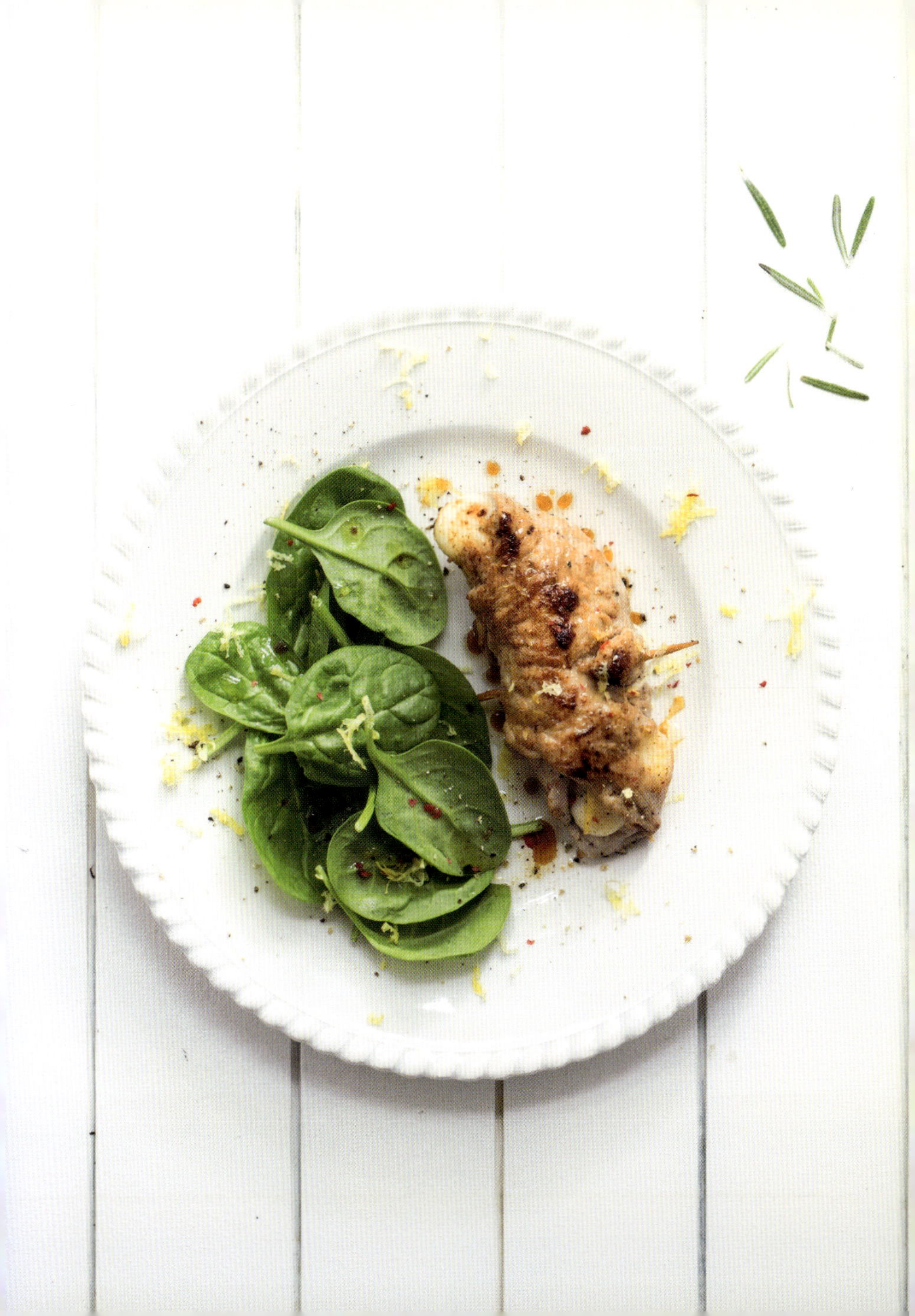

FILET MIGNON
au vin blanc et romarin

Pour 4 personnes
Préparation : 10 min
Cuisson : 30 min

500 g de filet mignon
1 verre de vin blanc sec
2 brins de romarin
2 échalotes
1 cuil. à soupe de moutarde
1 cuil. à soupe de crème fraîche épaisse à 30 % MG
1 cuil. à soupe d'huile d'olive
Sel, poivre

1. Pelez et hachez les échalotes. Faites revenir le filet mignon dans une cocotte avec l'huile d'olive sur toutes ses faces. Baissez le feu, ajoutez les échalotes et le romarin. Laissez dorer 5 minutes.

2. Versez le vin blanc, salez et poivrez. Couvrez et laissez mijoter 20 minutes à feu doux.

3. Liez, au moment de servir, le jus de cuisson avec la moutarde et la crème. Portez à ébullition et retirez du feu.

4. Servez le filet découpé en tranches et nappé de sauce.

POUR LES GRANDS DÉBUTANTS

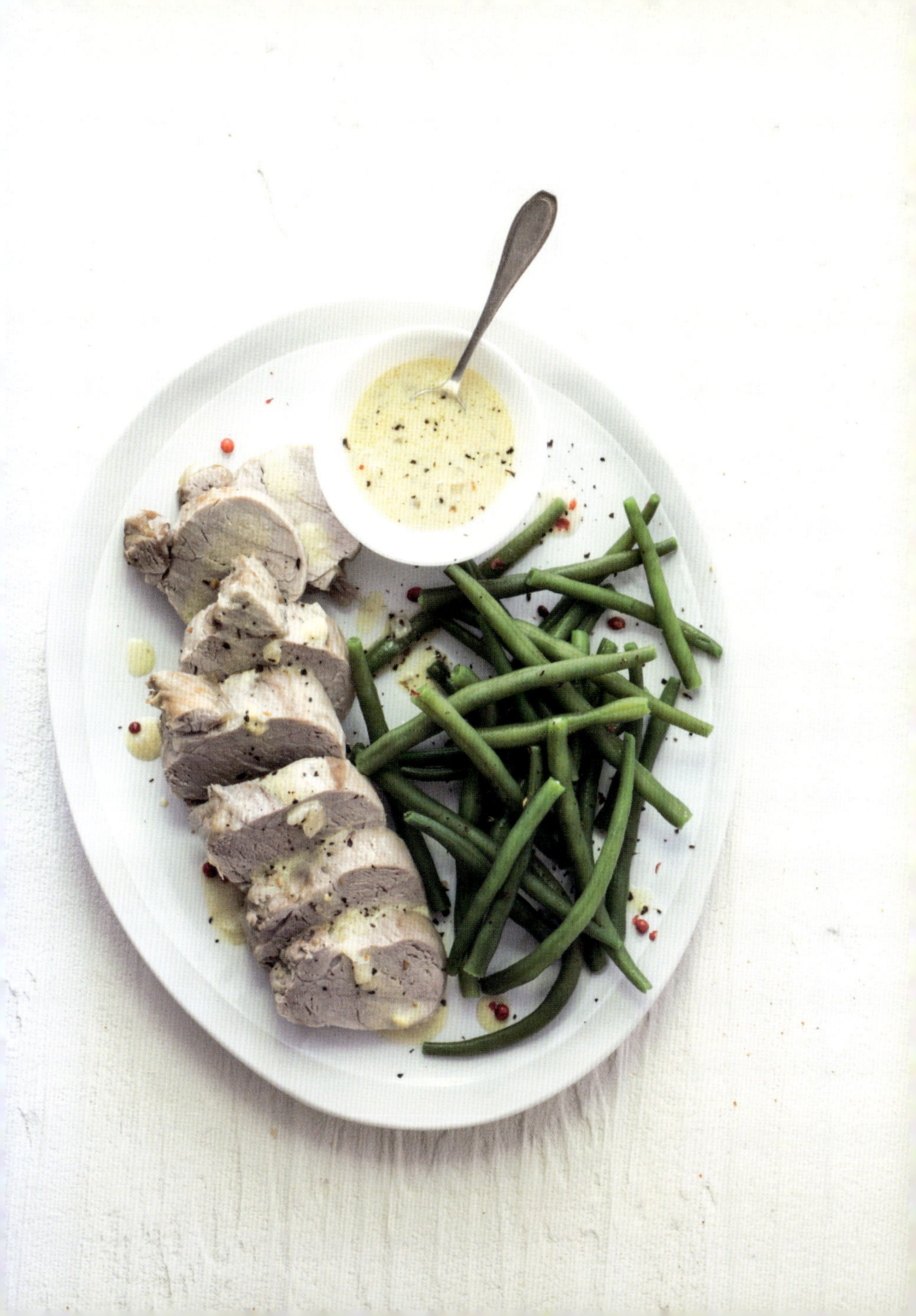

SALADE DE FRUITS AUX BAIES *de goji et graines de sésame*

Pour 8 personnes
Préparation : 30 min
Repos : 1 h

1 melon
1 melon vert
1 morceau de pastèque de la taille des melons
100 g de baies de goji
½ citron vert
3 cuil. à soupe de graines de sésame
1 cuil. à soupe d'eau de fleur d'oranger

1. Ouvrez les melons en deux et retirez les graines. À l'aide d'une cuillère parisienne, réalisez des billes de melon, de melon vert et de pastèque et placez-les dans un grand saladier.

2. Pressez le citron vert et versez le jus dans le saladier. Ajoutez l'eau de fleur d'oranger.

3. Mélangez doucement pour ne pas casser les billes. Ajoutez les baies de goji dans le saladier et mélangez de nouveau pour bien les répartir. Filmez le saladier et laissez reposer 1 heure à température ambiante.

4. Au moment de servir, répartissez la salade de fruits dans des coupelles et parsemez de graines de sésame.

SUPERALIMENTS

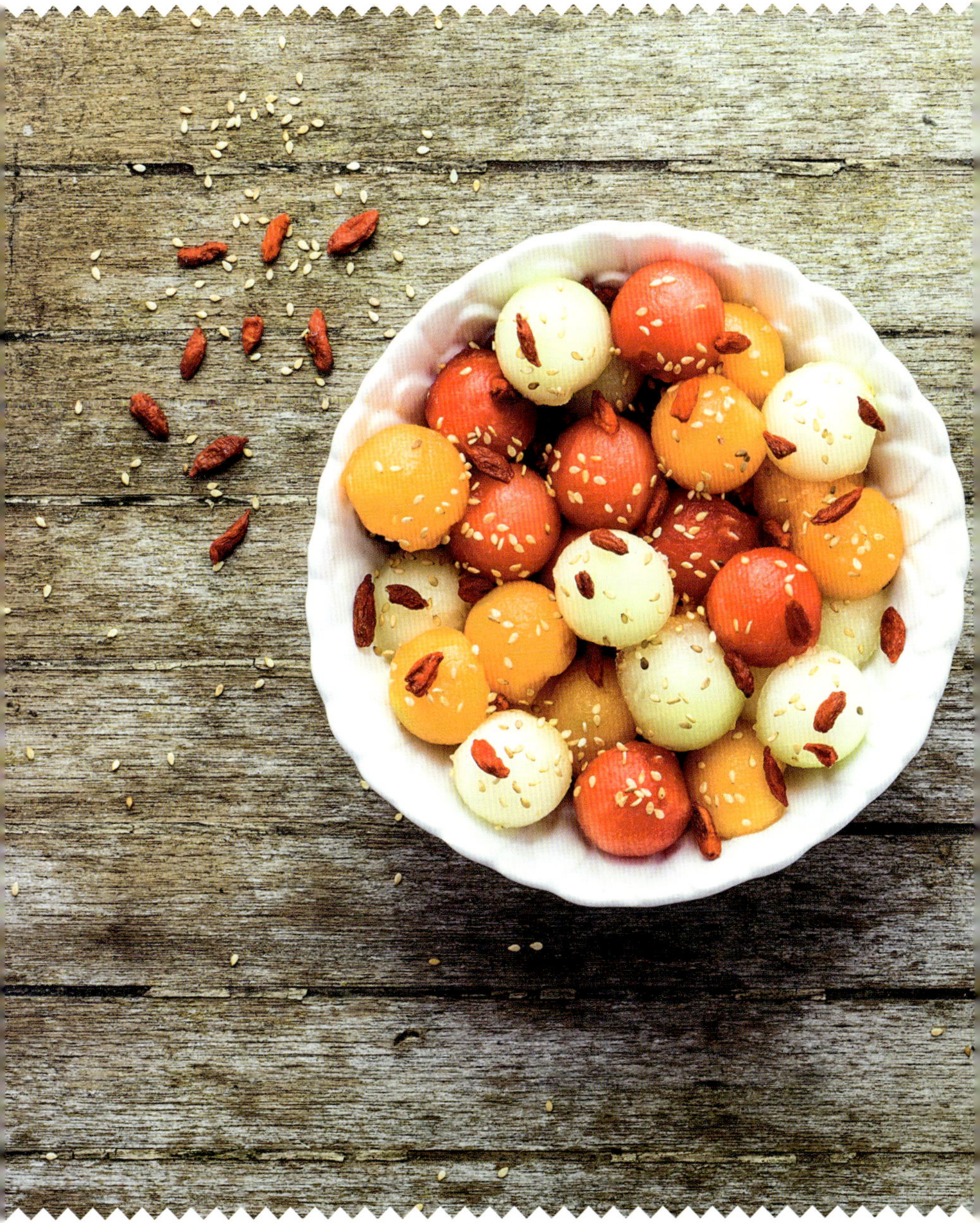

SORBET AUX FRAISES

Pour 2 personnes
Préparation : 10 min

200 g de fraises surgelées
10 cl d'eau de coco
10 g de menthe fraîche
+ quelques feuilles
pour la garniture
1 cuil. à soupe de sirop
d'agave
2 glaçons
Quelques fraises fraîches
pour la garniture

1. Effeuillez la menthe et coupez les fraises fraîches finement.

2. Mettez dans un blender les fraises surgelées et la menthe. Versez l'eau de coco, les glaçons et le sirop d'agave.

3. Mixez et servez dans de petits verres avec quelques feuilles de menthe ciselées et les morceaux de fraise.

POUR LES TRÈS PRESSÉS

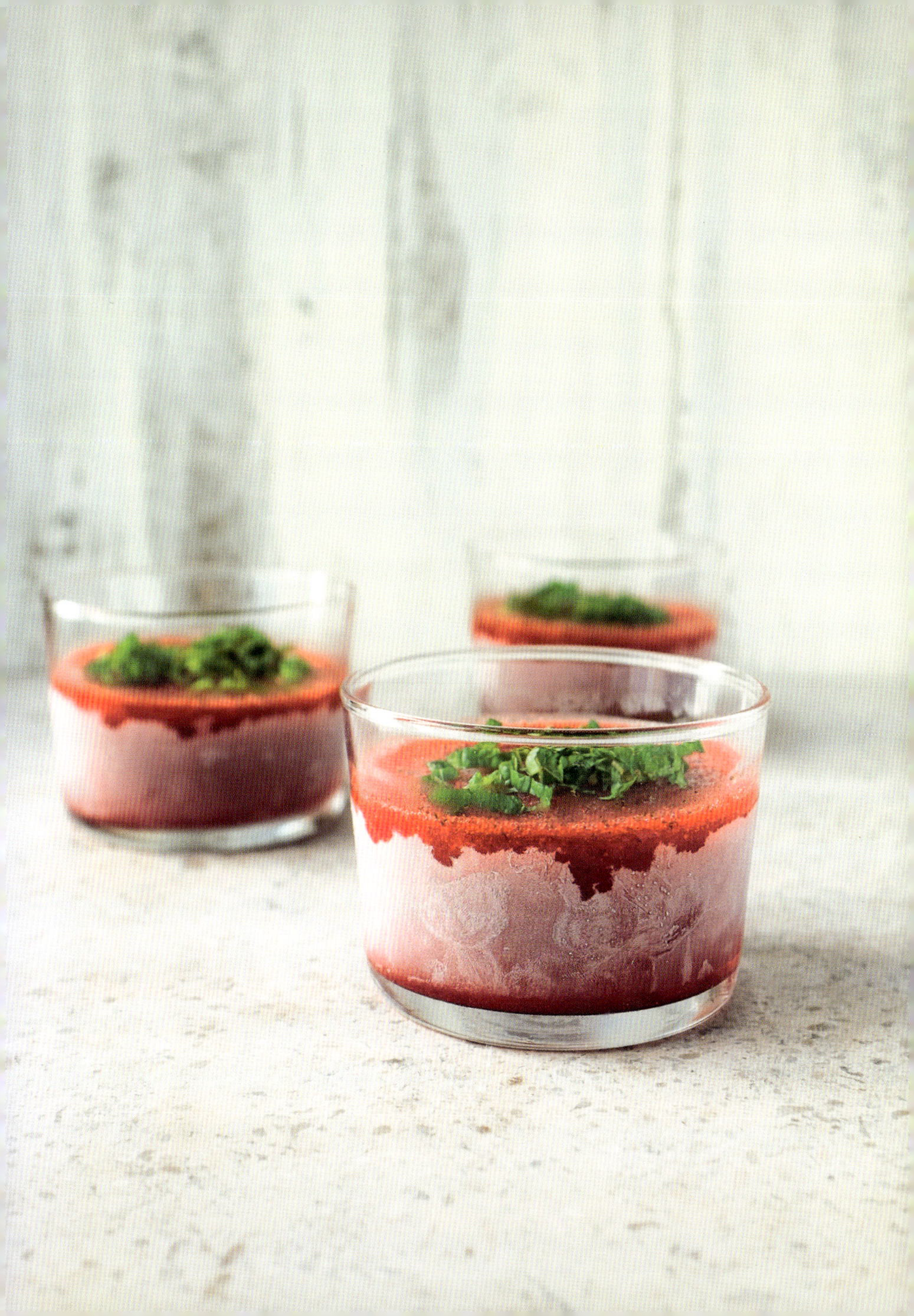

TARTARES FRAISES ET MELON

Pour 4 personnes
Préparation : 15 min
Réfrigération : 1 h

300 g de fraises
250 g de chair de melon
½ citron vert
2 cuil. à soupe de sirop de rose
Quelques feuilles de menthe
4 physalis

1. Rincez les fraises et épongez-les délicatement. Hachez-les grossièrement au couteau.

2. Répartissez-les dans 4 cercles à pâtisserie, en tassant légèrement et en éliminant le jus. Ils doivent être remplis à mi-hauteur.

3. Hachez de la même façon la chair du melon. Arrosez d'un peu de jus de citron vert. Ajoutez le melon haché dans les cercles.

4. Démoulez les cercles au centre de 4 assiettes. Ajoutez un peu de sirop de rose, quelques feuilles de menthe et 1 physalis sur chaque assiette. Servez frais.

ANTIOXYDANTS

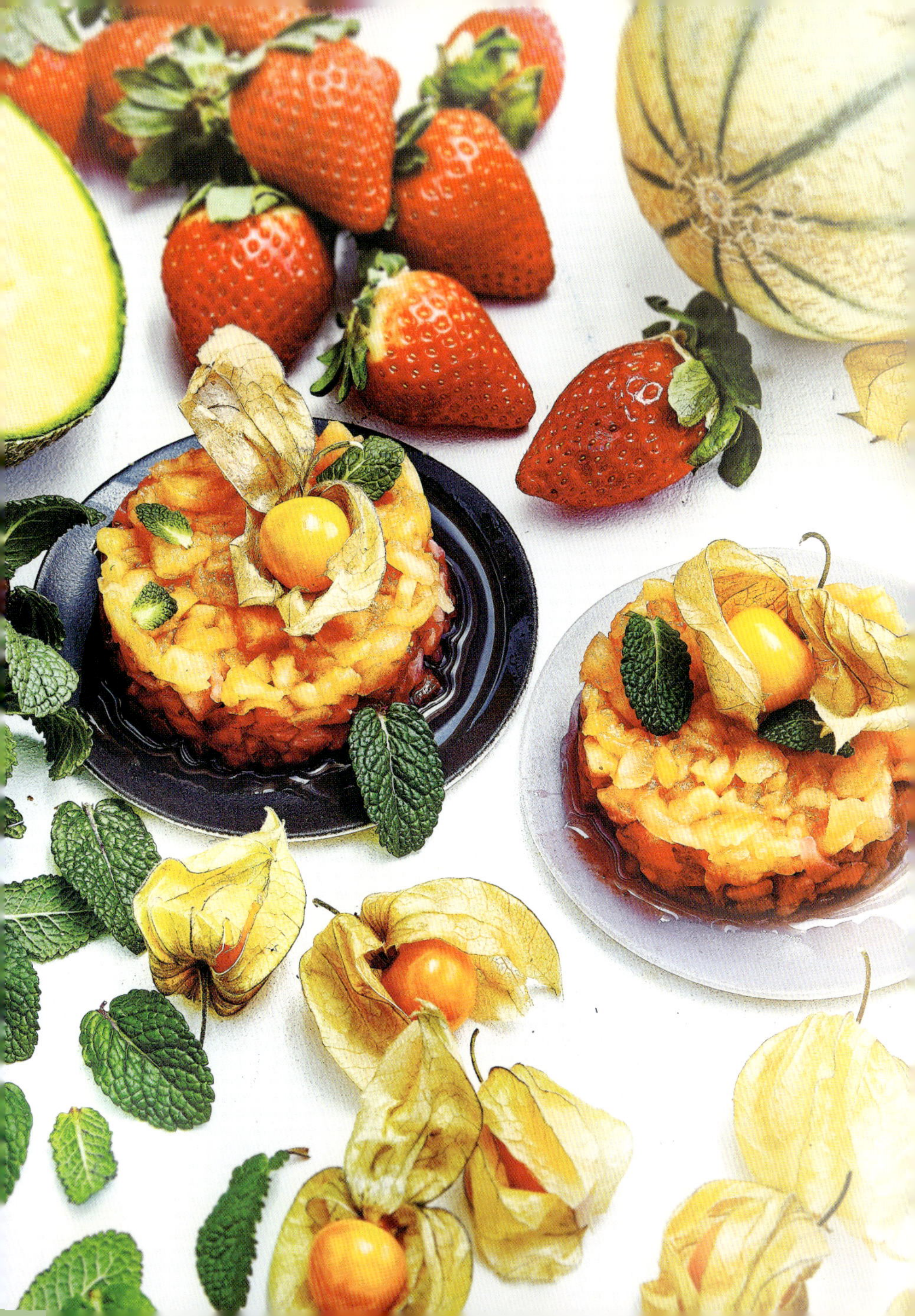

COMPOTE DE POIRES
à la badiane

Pour 4 personnes
Préparation : 15 min
Cuisson : 20 min
Repos : 15-30 min

5 poires fondantes (guyot, conférence…)
1 étoile de badiane
2 gouttes d'extrait de vanille
Le jus de ½ citron
20 g de sucre en poudre

1. Pelez les poires et coupez-les en dés en éliminant le centre. Arrosez-les d'une partie du jus de citron.

2. Versez le sucre dans une casserole. Ajoutez 1 cuillerée à soupe de jus de citron et faites caraméliser à feu vif, sans remuer.

3. Ajoutez les poires, la badiane et l'extrait de vanille. Baissez le feu et laissez mijoter à feu doux sans couvrir pendant 15 minutes. Retirez la badiane et dégustez tiède ou à température ambiante.

SPÉCIAL
SAVEURS D'AUTOMNE

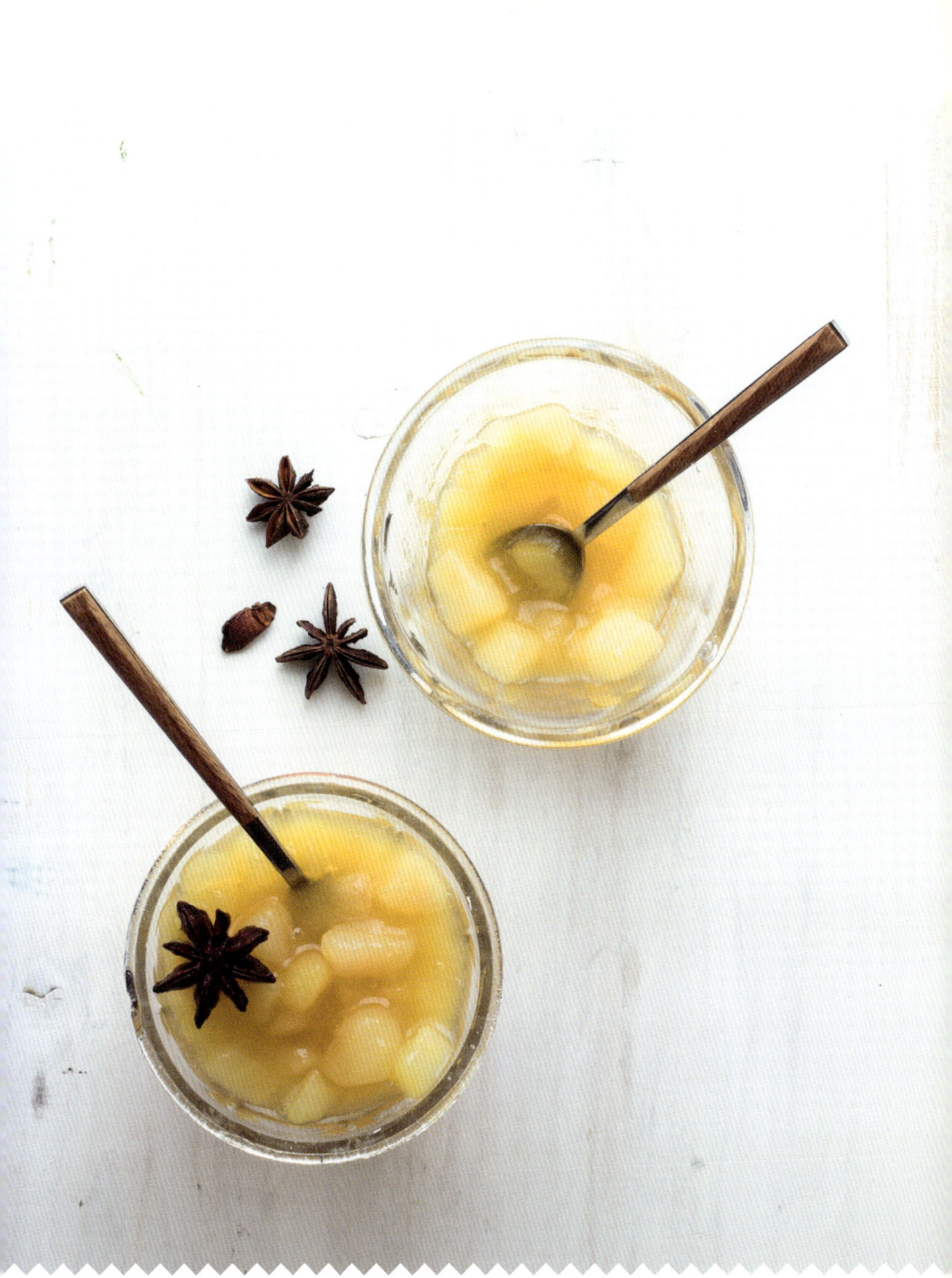

PAPILLOTES DE MANGUE
à la vanille

Pour 4 personnes
Préparation : 20 min
Cuisson : 15 min
Repos : 5 min

2 belles mangues mûres à point
1 gousse de vanille
½ citron vert
4 gouttes d'huile essentielle d'orange douce
4 pincées de sucre roux

1. Préchauffez le four à 180 °C (th. 6).

2. Pelez les mangues et coupez-les en lamelles assez épaisses. Répartissez-les sur 4 feuilles de papier sulfurisé. Arrosez de quelques gouttes de jus de citron vert.

3. Ouvrez la gousse de vanille en deux dans la longueur, grattez l'intérieur et récupérez les graines. Répartissez-les dans les 4 papillotes. Ajoutez 1 goutte d'huile essentielle d'orange et une pincée de sucre roux, puis fermez les papillotes.

4. Faites cuire 15 minutes au four. Laissez reposer 5 minutes et servez aussitôt.

VITAMINE C

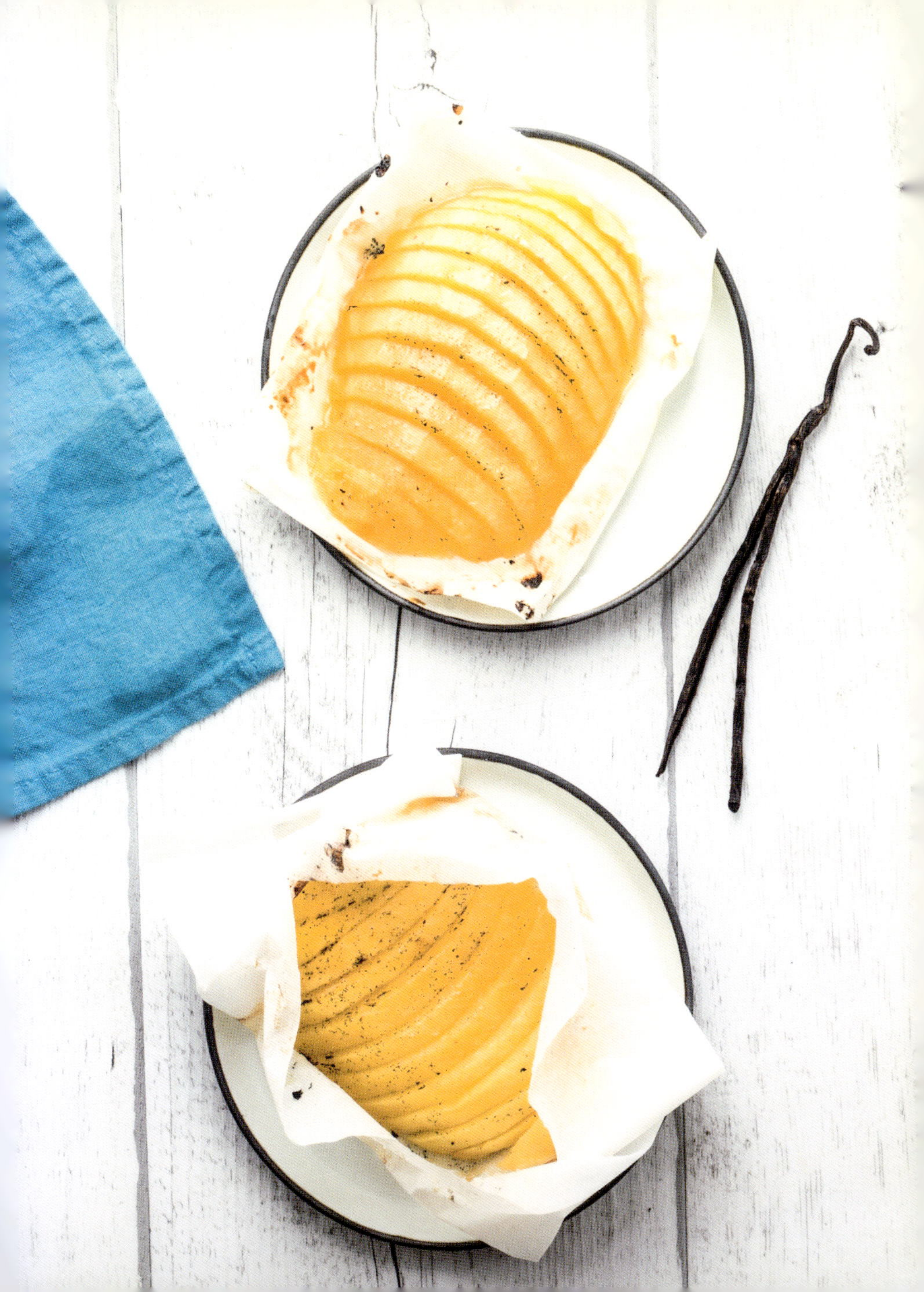

CRÈME DE SARRASIN
grillé à la mangue

Pour 2 personnes
Préparation : 10 min
Trempage : 1 nuit

130 g de sarrasin grillé
10 cl de lait de coco
1 cuil. à soupe de sirop d'agave
1 mangue
Quelques graines de tournesol
40 g de chocolat noir

1. Faites tremper dans de l'eau le sarrasin pendant 1 nuit.

2. Le lendemain, égouttez le sarrasin et placez-le dans le bol d'un robot avec le lait de coco et le sirop d'agave. Mixez jusqu'à l'obtention d'une pâte homogène. Versez dans 2 verres.

3. Épluchez la mangue et coupez-la en dés. Hachez grossièrement le chocolat. Garnissez chaque verre avec des morceaux de mangue et des copeaux de chocolat, puis parsemez de graines de tournesol.

POUR LES SUPERS GOURMANDS

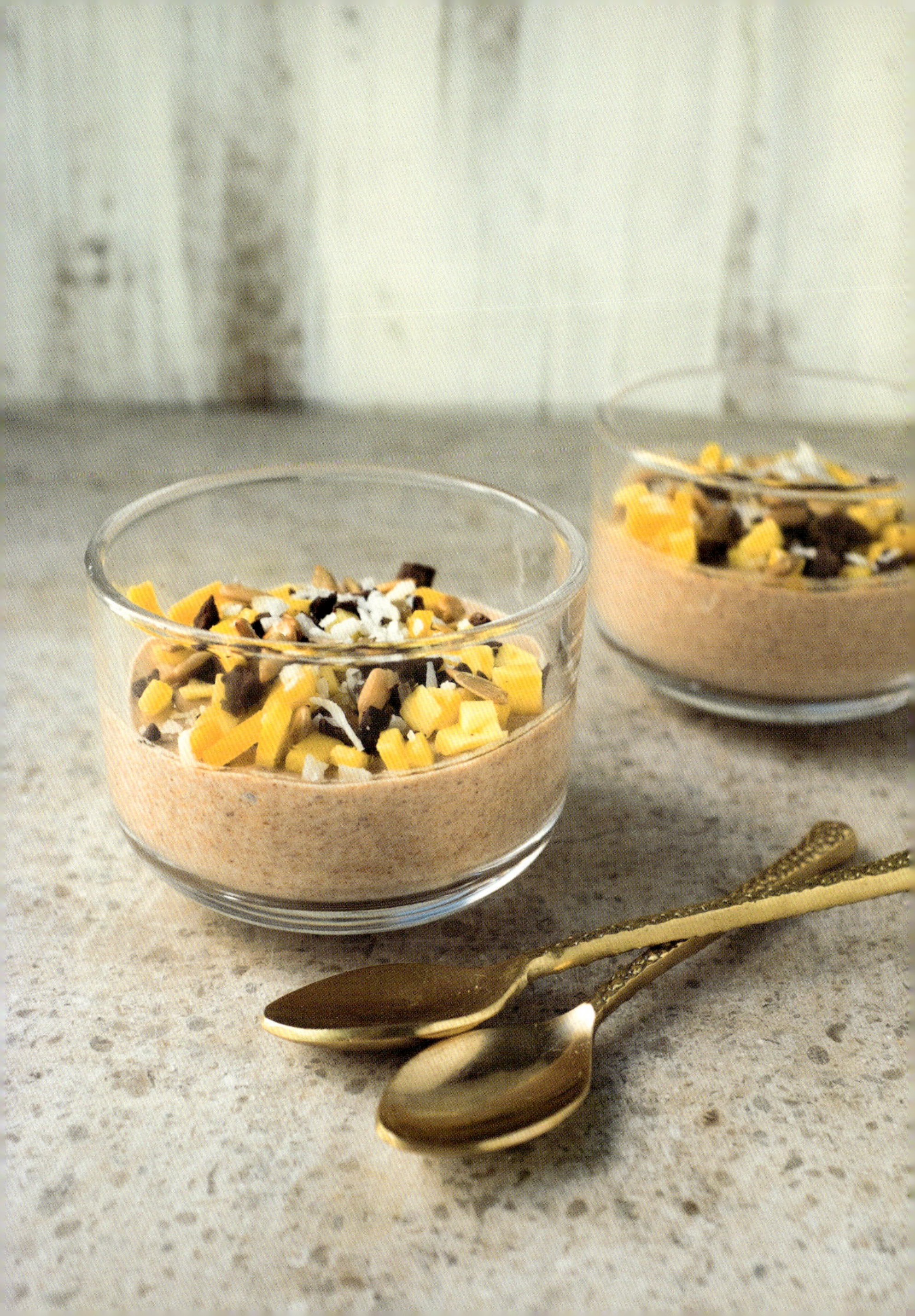

CRÈME AU RIZ NOIR

Pour 4 personnes
Préparation : 20 min
Cuisson : 2-3 min (hors cuisson du riz)

150 g de riz noir
2 bananes mûres
20 cl de lait d'amande
2 cuil. à soupe de noisettes
2 cuil. à soupe de poudre de noix de coco
1 cuil. à soupe d'extrait de vanille
1 cuil. à soupe de miel
1 pincée de cannelle

1. Faites cuire le riz noir en suivant les instructions sur l'emballage, mais dépassez le temps de cuisson de 2 à 3 minutes afin que le riz soit bien collant. Égouttez.

2. Faites dorer les noisettes et la poudre de noix de coco dans une poêle, puis réduisez les noisettes en miettes à l'aide d'un mortier.

3. Déposez les bananes coupées en morceaux dans un blender, ajoutez le lait d'amande, la cannelle, le miel, l'extrait de vanille et les deux tiers du riz noir, mixez.

4. Mélangez cette préparation avec le reste du riz et mettez dans de petits verres. Parsemez du mélange coco-noisettes et servez aussitôt.

SPÉCIAL
SAVEURS D'AUTOMNE

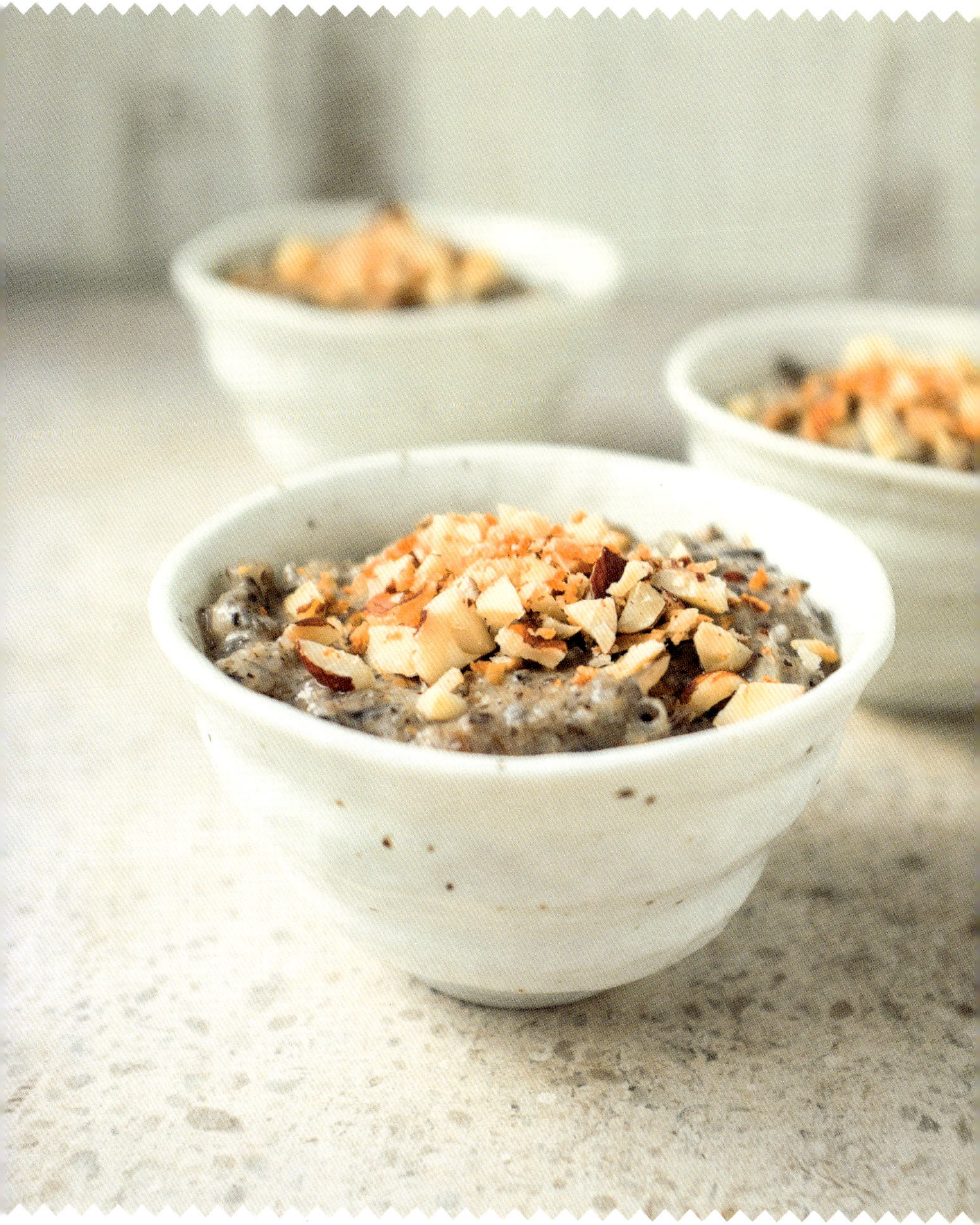

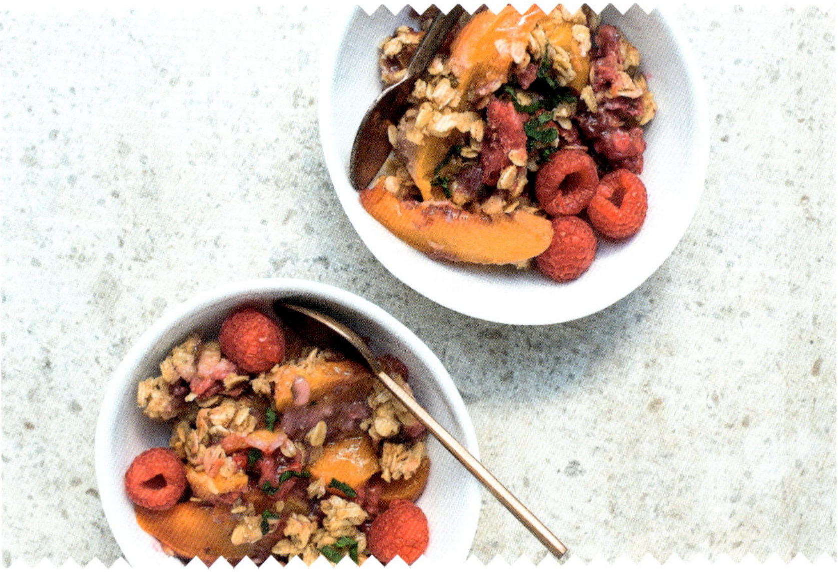

CRUMBLE AUX PÊCHES *et aux framboises*

POUR LES TRÈS PRESSÉS

Pour 4 personnes
Préparation : 10 min
Cuisson : 30 min

3 pêches mûres
100 g de framboises
140 g de flocons d'avoine
40 g de farine + 1 cuil. à soupe
5 g de basilic
3 cuil. à soupe de miel
1 cuil. à soupe de sucre de canne
5 cl d'huile de coco fondue
1 pincée de cannelle
Sel

1. Préchauffez le four à 180 °C (th. 6).
2. Pelez les pêches et coupez-les en morceaux. Ciselez le basilic.
3. Mélangez dans un moule à gâteau les pêches et les framboises avec le basilic, 1 cuillerée à soupe de farine, le sucre et une pincée de sel.
4. Mélangez dans un bol les flocons d'avoine avec le miel, la farine, la cannelle et une pincée de sel. Versez l'huile de coco sur cette préparation, mélangez, puis étalez au-dessus des fruits.
5. Enfournez pour 30 minutes et servez aussitôt.

PANNACOTTA À L'AMANDE

Pour 2 personnes
Préparation : 5 min
Repos : 30 min
Réfrigération : 2 h

20 cl de crème d'amande
10 cl de lait d'amande
20 g de sucre blond
1 g d'agar-agar

1. Versez les ingrédients dans une casserole.

2. Portez doucement à ébullition en remuant au fouet.

3. Répartissez la préparation dans 2 ramequins.

4. Laissez refroidir, puis placez au réfrigérateur 2 heures au moins avant de déguster.

POUR LES GRANDS DÉBUTANTS

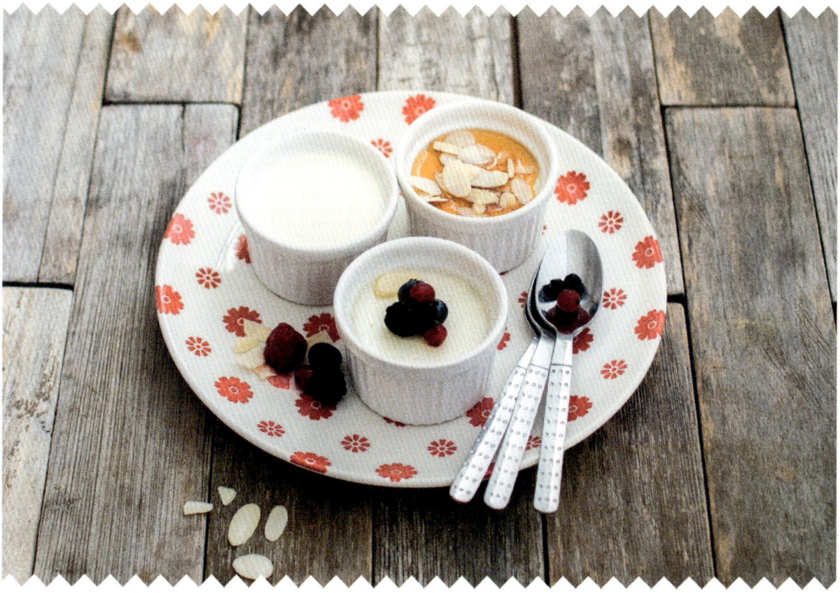

PETITES CRÈMES CHOCOLATÉES
aux graines de chia

Pour 2 personnes
Préparation : 10 min
Réfrigération : 1 h
Conservation : 3 jours au réfrigérateur

40 g de graines de chia
20 cl de lait d'amande
2 cuil. à soupe de cacao cru en poudre
2 cuil. à soupe de sirop d'agave
Fruits au choix

1. Moulez les graines de chia à l'aide d'un petit robot.

2. Dans un bol, mélangez au fouet les graines moulues avec le lait d'amande, le sirop et le cacao.

3. Répartissez dans 2 ramequins et placez au réfrigérateur 1 heure au moins. Décorez de fruits avant de servir.

VITAMINE C

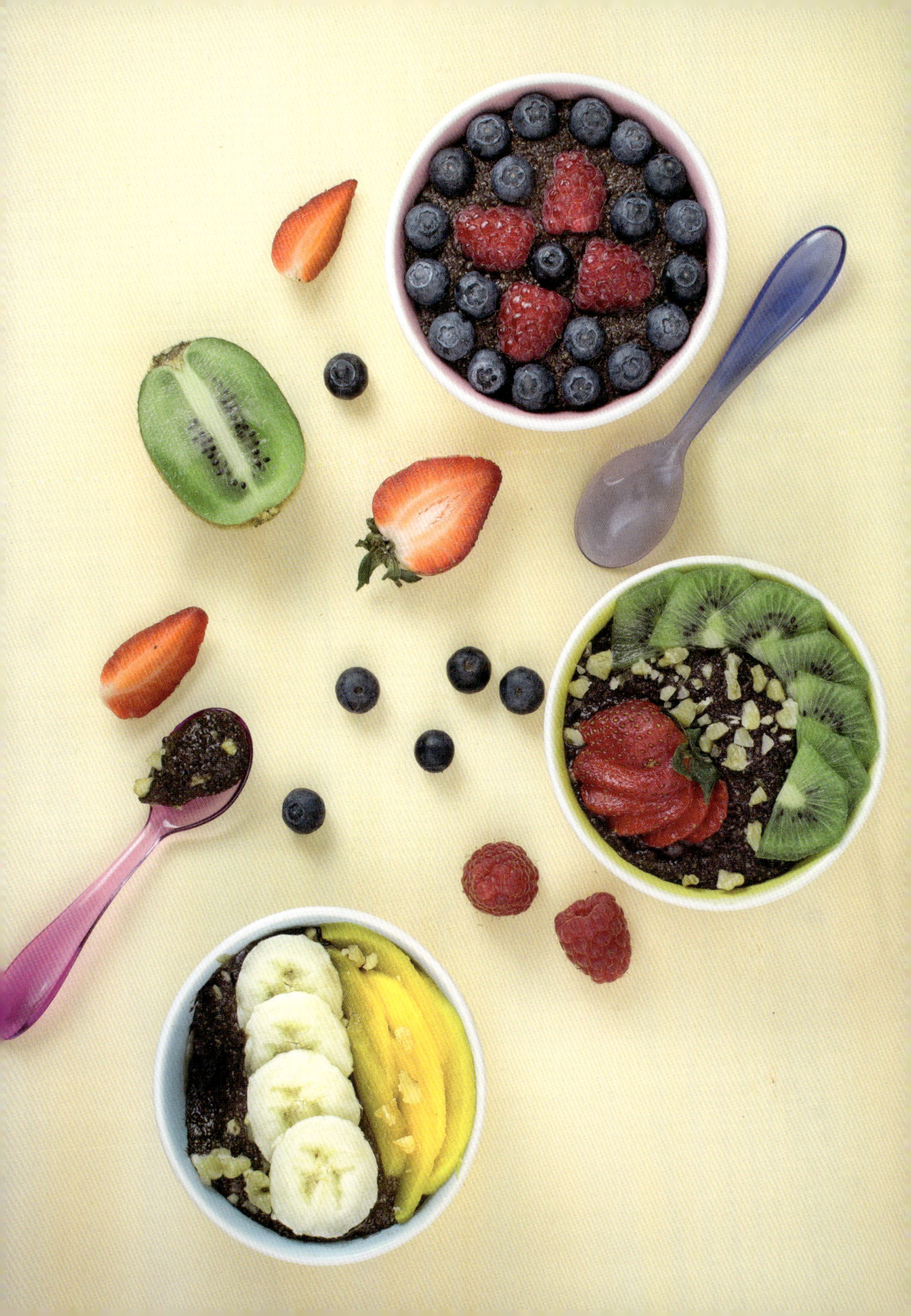

ŒUFS AU LAIT
aux myrtilles et framboises

Pour 4 personnes
Préparation : 15 min
Cuisson : 25 min
Repos : 30 min
Réfrigération : 2 h

4 œufs
30 cl de lait demi-écrémé
4 cuil. à soupe de sucralose
100 g de grosses myrtilles
100 g de framboises
1 sachet de sucre vanillé
2 cuil. à café de sucre glace

1. Préchauffez le four à 180 °C (th. 6). Versez 2 verres d'eau dans un plat allant au four et enfournez-le.

2. Portez le lait à ébullition avec le sucre vanillé. Battez les œufs, versez le lait chaud par-dessus sans cesser de fouetter. Ajoutez le sucralose.

3. Versez dans 4 ramequins. Répartissez-y les myrtilles et les framboises, puis placez-les au bain-marie dans le plat contenant l'eau.

4. Faites cuire 20 minutes, puis laissez refroidir.

5. Filmez et placez au frais pour 2 heures. Saupoudrez d'un voile de sucre glace au moment de servir.

ENFANTS SAGES

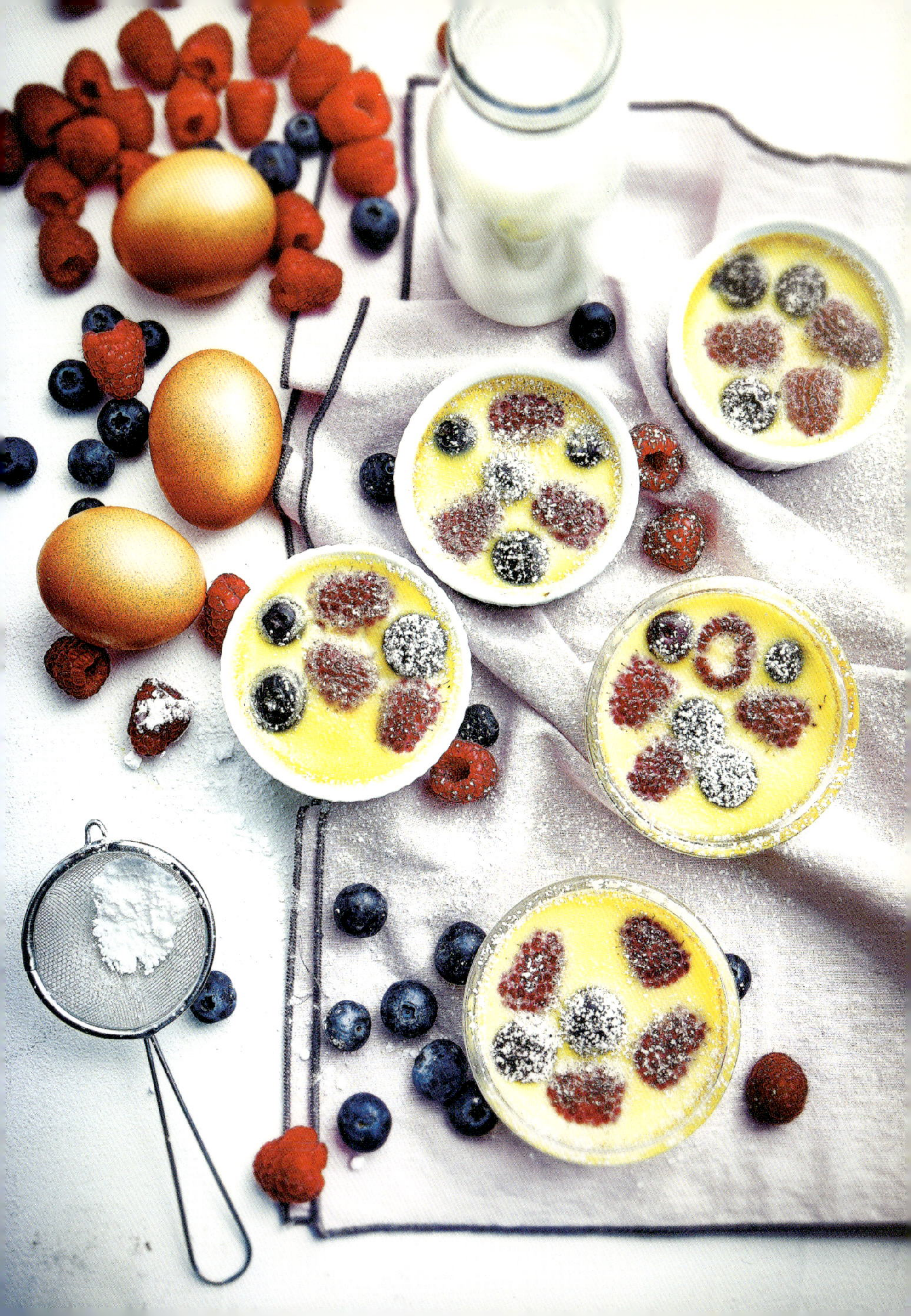

MOUSSES À L'AVOCAT *et au chocolat*

Pour 2 personnes
Préparation : 10 min
Réfrigération : 2 h
Conservation : 3 jours au réfrigérateur

200 g de chair d'avocat bien mûr
50 g de sirop de riz
50 g de purée de noix de cajou
20 g de cacao cru en poudre
1 pincée de cannelle

1. Dans un saladier, écrasez l'avocat à la fourchette avec le sirop de riz et la purée de noix de cajou.

2. Incorporez le cacao et la cannelle et battez au fouet électrique, jusqu'à obtenir une belle crème lisse et homogène.

3. Répartissez dans 4 ramequins et placez au réfrigérateur 2 heures avant de déguster.

SUPERALIMENTS

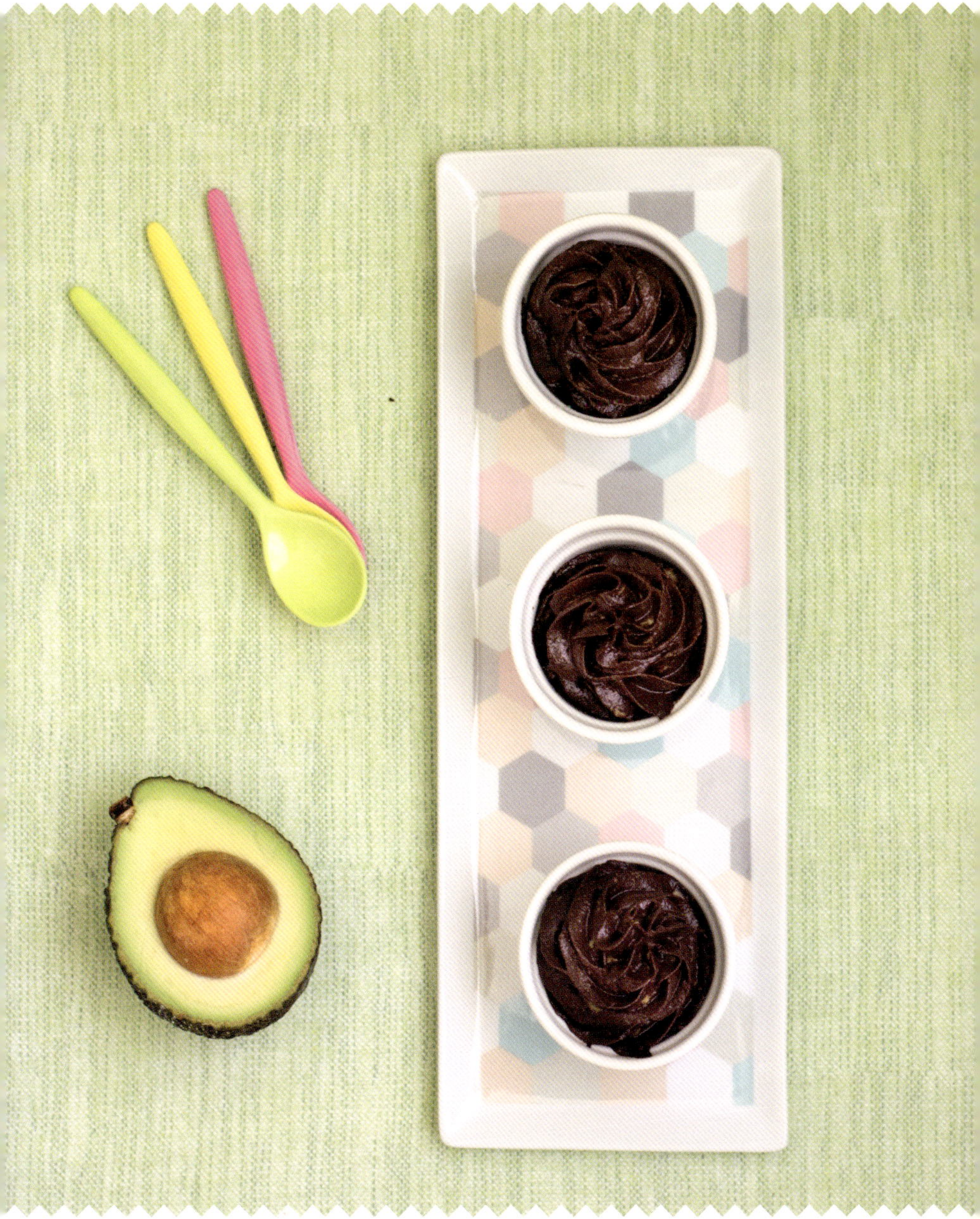

CRÈMES DE POIRES
et potimarron

Pour 4 personnes
Préparation : 20 min
Réfrigération : 1 h
Conservation : 2-3 jours au réfrigérateur

380 g de poires bien mûres
120 g de potimarron
6 dattes dénoyautées
20 g de graines de chia
2 petites cuil. à café de cannelle moulue
1 petite cuil. à café de caroube crue

1. Pelez et épépinez les poires. Pelez et râpez le potimarron. Moulez les graines de chia à l'aide d'un petit robot.

2. Mixez tous les ingrédients au robot, jusqu'à l'obtention d'une crème bien lisse.

3. Répartissez dans 4 ramequins et placez au réfrigérateur au moins 1 heure.

POUR LES GRANDS DÉBUTANTS

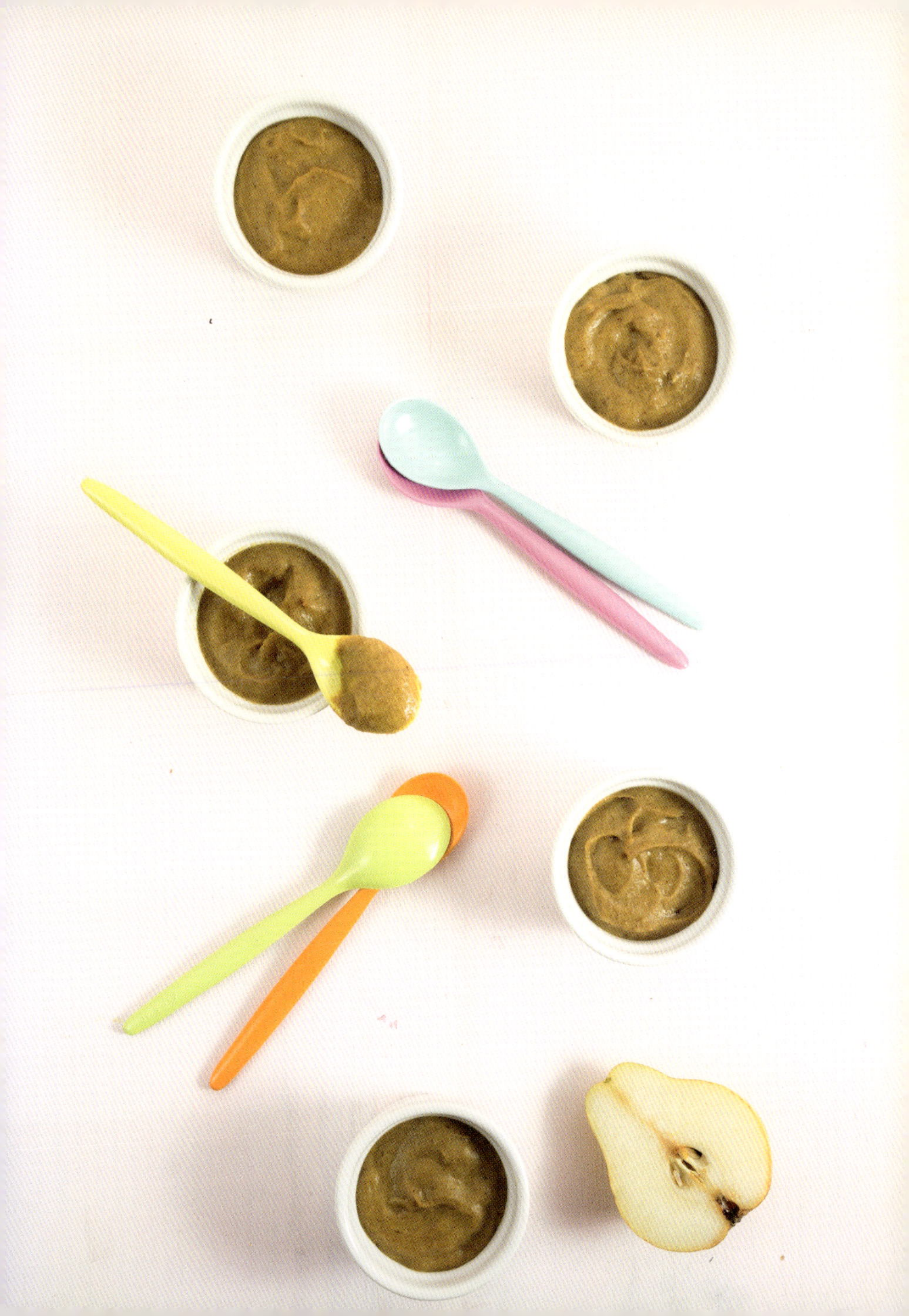

FRUITS D'AUTOMNE AU FOUR

Pour 4 personnes
Préparation : 20 min
Cuisson : 25 min
Repos : 15-30 min

2 pommes reine des reinettes
2 poires fondantes conférence
4 quetsches
4 reines-claudes
1 pincée de cannelle
1 pincée de curcuma
1 gousse de vanille
2 étoiles de badiane
5 g de beurre
10 g de sucre roux
Le jus de ½ citron

1. Préchauffez le four à 180 °C (th. 6). Pelez les pommes et les poires. Coupez-les en quartiers en éliminant le centre. Rincez les prunes, coupez-les en deux, éliminez le noyau.

2. Disposez les fruits découpés dans un plat à gratin, sans trop les serrer. Arrosez de jus de citron.

3. Ouvrez la gousse de vanille en deux dans la longueur, puis coupez chaque morceau en quatre. Cassez les étoiles de badiane en deux.

4. Saupoudrez les fruits de cannelle et de curcuma. Ajoutez la vanille et la badiane, saupoudrez de sucre roux.

5. Coupez le beurre en petits flocons, répartissez-les sur les fruits. Enfournez pour 25 minutes. Dégustez tiède ou froid.

ANTIOXYDANTS

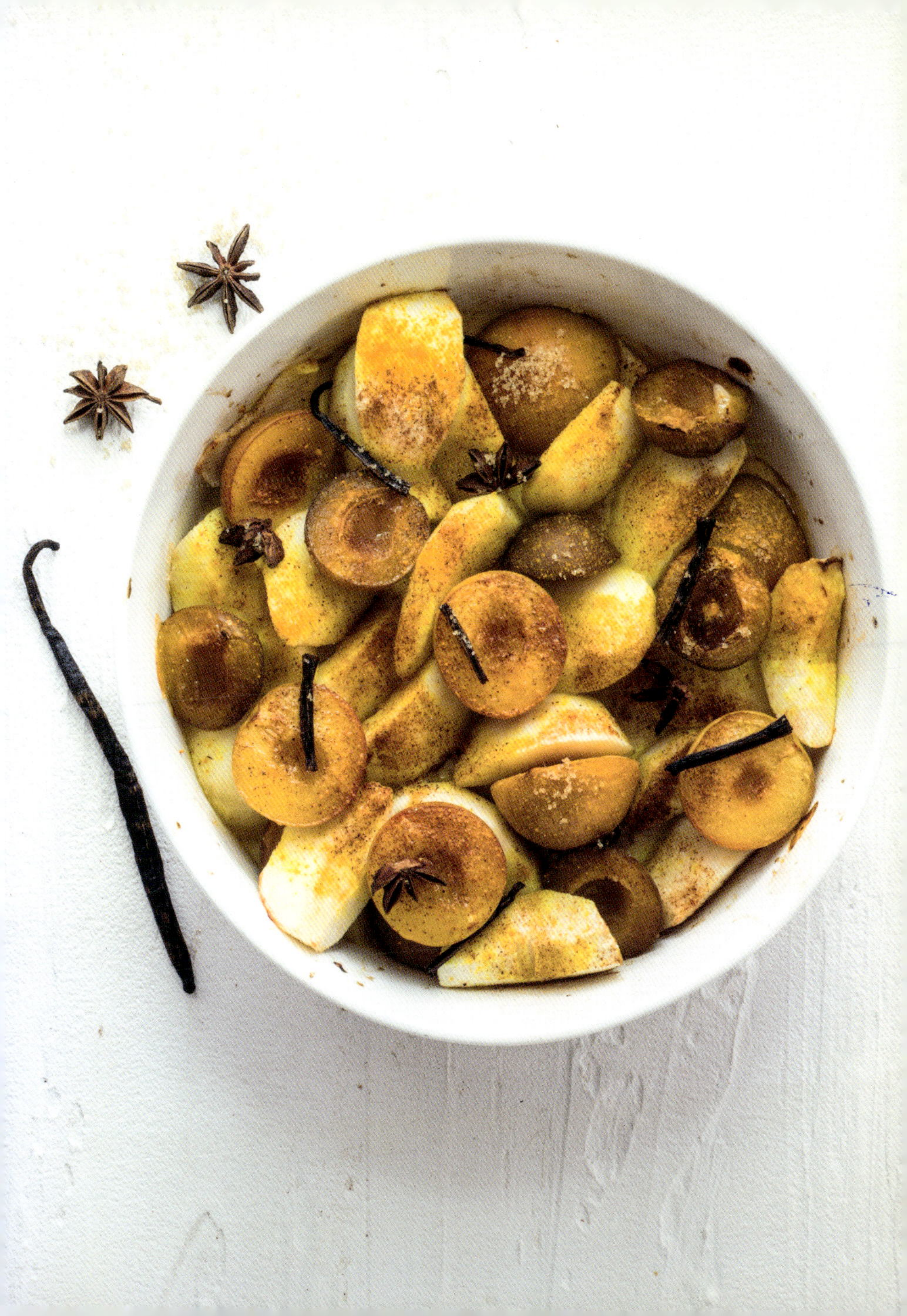

ANANAS FLAMBÉ, *sauce sabayon*

Pour 4 personnes
Préparation : 15 min
Cuisson : 15 min

1 boîte d'ananas au jus d'ananas (350 g)
2 jaunes d'œufs
30 g de sucre
1 cuil. à café de Maïzena®
15 g de beurre
5 cl de rhum blanc

1. Égouttez les tranches d'ananas en gardant le jus (15 cl environ).

2. Travaillez les jaunes d'œufs au fouet, dans un petit saladier, avec 20 g de sucre et la Maïzena®, jusqu'à ce que le mélange blanchisse.

3. Placez le saladier au bain-marie, dans une casserole contenant de l'eau frémissante. Continuez à fouetter le mélange et ajoutez progressivement le jus d'ananas. Fouettez 5 minutes environ, la sauce tiédit et épaissit. Retirez du bain-marie.

4. Faites chauffer le beurre, saupoudrez de 10 g de sucre et laissez caraméliser. Ajoutez les tranches d'ananas, laissez caraméliser 5 minutes à feu vif.

5. Retirez du feu, versez le rhum et faites flamber. Disposez les tranches d'ananas sur 4 assiettes. Nappez de sauce et dégustez aussitôt.

VITAMINE C

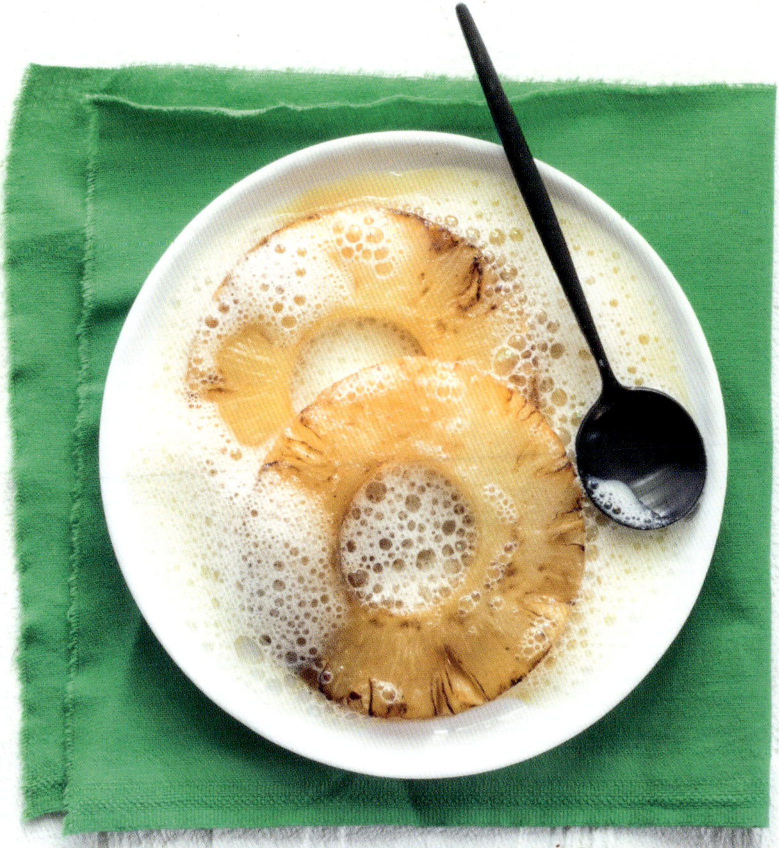

TARTELETTES BANANE, *fraises et framboises*

Pour 2 personnes
Préparation : 15 min
Congélation : 4 h

Pour la pâte
50 g de poudre d'amandes
25 g de sirop d'érable
1 goutte d'extrait d'amande amère

Pour la crème
1 grosse banane
2 cuil. à soupe de lait d'amande

Pour la garniture
1 cuil. à café de noix de coco râpée
50 g de framboises et de fraises

1. Combinez, dans un bol, les ingrédients pour la pâte. Répartissez la préparation dans 2 moules à tartelettes, de 10 cm de diamètre. Réservez au réfrigérateur.

2. Découpez la banane en morceaux, puis placez-les au congélateur 3 heures, avant de les mixer au robot avec le lait d'amande, jusqu'à l'obtention d'une glace.

3. Répartissez la crème sur la pâte et placez au congélateur 1 heure.

4. Saupoudrez les tartelettes de noix de coco râpée, garnissez-les de framboises et de fraises tranchées finement et servez aussitôt.

POUR LES SOIRÉES D'ÉTÉ

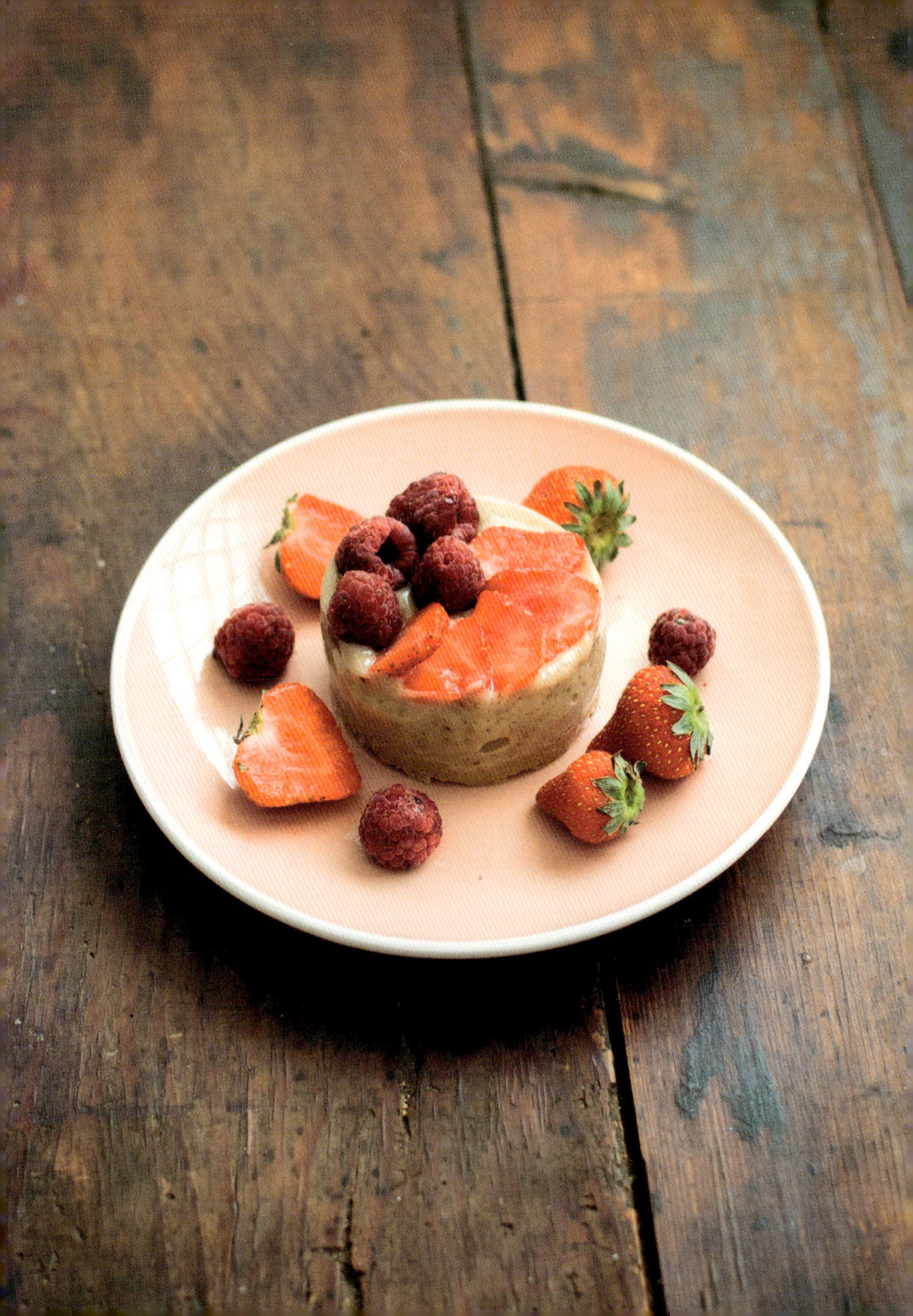

GÂTEAU MAGIQUE

aux myrtilles

Pour 6 personnes
Préparation : 20 min
Cuisson : 45 min
Repos : 1 h

200 g de myrtilles
4 œufs
130 g de farine de riz
40 g de beurre
50 cl de lait demi-écrémé
40 g de sucre en poudre
1 sachet de sucre vanillé
4 cuil. à soupe d'édulcorant
à base de sucralose
1 pincée de sel

1. Préchauffez le four à 120 °C (th. 4).

2. Séparez les jaunes d'œufs des blancs. Battez les jaunes avec le sucre en poudre jusqu'à ce que le mélange blanchisse. Ajoutez le sucre vanillé, la farine de riz, le beurre fondu, l'édulcorant et le lait tiède.

3. Essuyez délicatement les myrtilles avec du papier absorbant.

4. Montez les blancs en neige très ferme, avec le sel, et incorporez-les à la préparation précédente.

5. Versez dans un moule à manqué de 20 cm de diamètre chemisé de papier sulfurisé. Ajoutez les myrtilles.

6. Enfournez pour 45 minutes. Laissez refroidir avant de servir.

POUR LES
SUPER
GOURMANDS

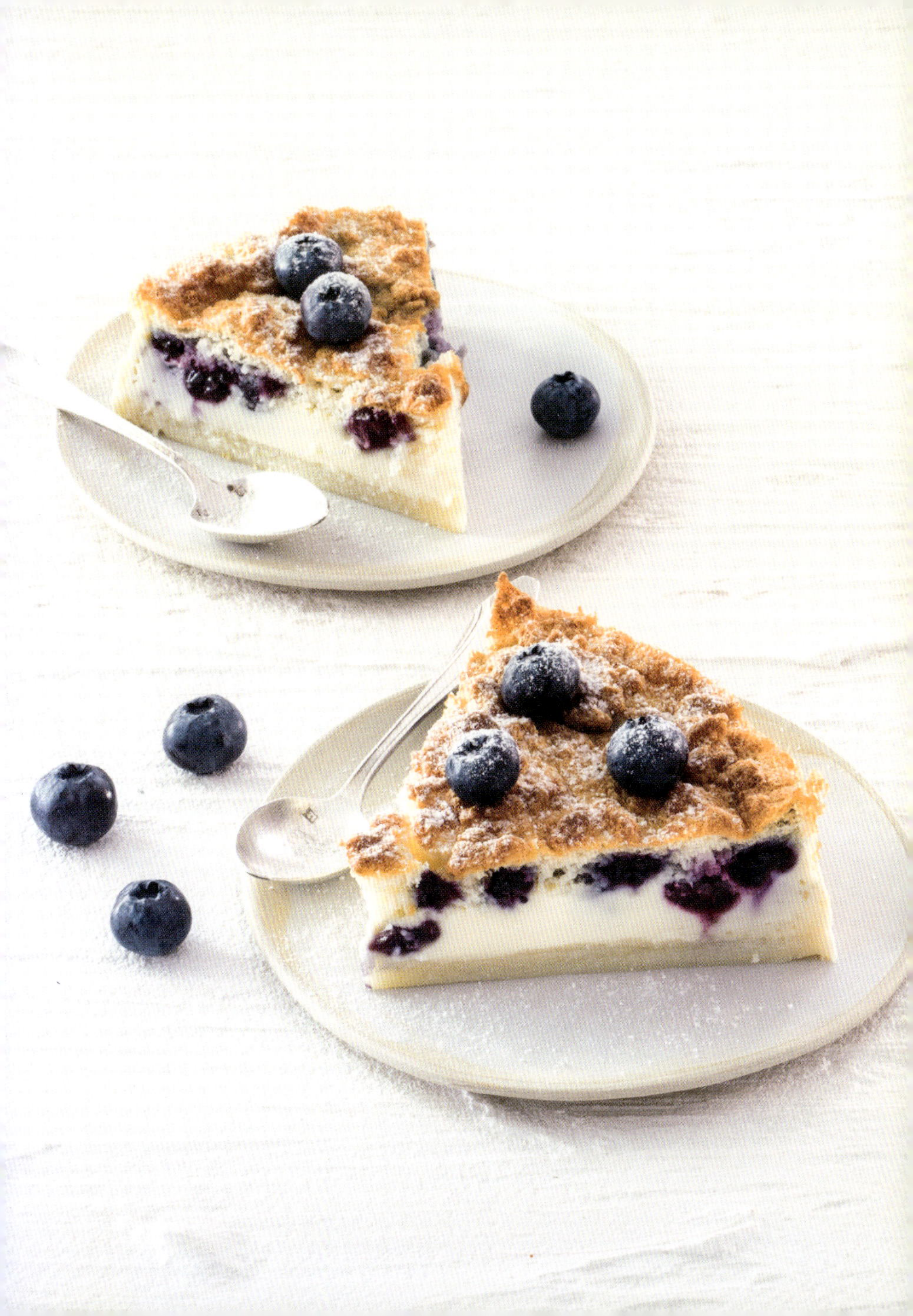

GÂTEAU DE YAOURT
glacé aux fruits

Pour 4 personnes
Préparation : 15 min
Congélation : 45 min

9 cuil. à soupe de yaourt grec
250 g de fraises
100 g de bananes
100 g de framboises
+ quelques-unes
pour la garniture

1. Recouvrez un moule à cake de papier sulfurisé.

2. Mixez les fraises avec 3 cuillerées à soupe de yaourt grec dans un blender, versez le mélange dans le moule et laissez prendre au congélateur pendant au moins 15 minutes.

3. Rincez le blender, coupez les bananes en morceaux et mixez-les avec 3 cuillerées à soupe de yaourt grec. Versez dans le moule et replacez-le au congélateur pour 15 minutes.

4. Répétez l'opération avec les framboises et replacez au congélateur pour 15 minutes.

5. Servez le gâteau bien glacé accompagné de quelques framboises.

POUR RECEVOIR

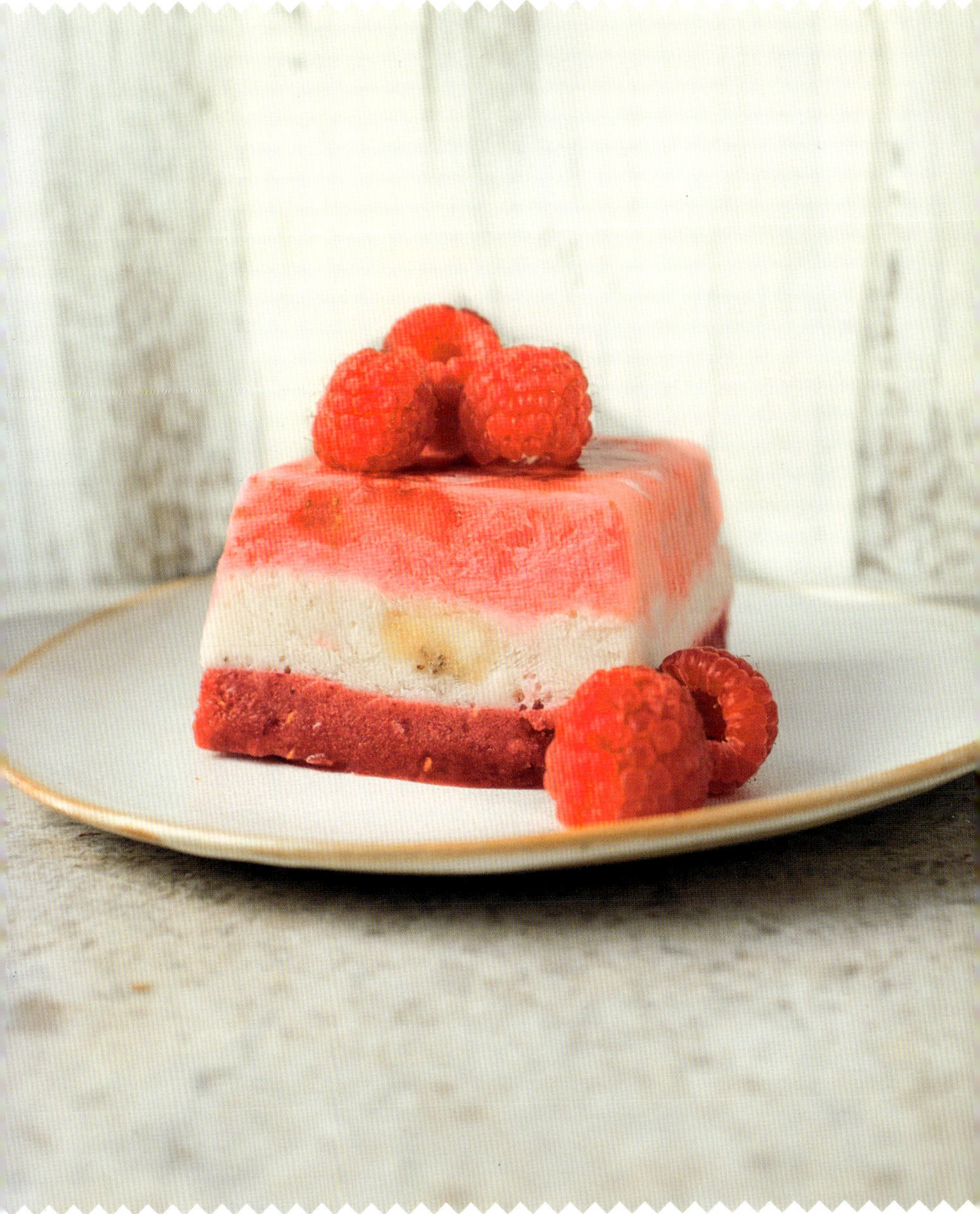

CLAFOUTIS AUX ABRICOTS

Pour 4 personnes
Préparation : 5 min
Cuisson : 25 min
Repos : 1 h

200 g d'abricots dénoyautés
50 g de sucre blond
50 g de farine de blé T65
40 g de poudre d'amandes
20 g de Maïzena®
20 g de purée d'amandes blanches
25 cl de lait d'amande
Huile pour le moule

1. Préchauffez le four à 200 °C (th. 6-7).

2. Répartissez les abricots dans un moule légèrement huilé de 18 cm de diamètre.

3. Mélangez dans un bol, au fouet, la purée d'amandes avec le lait, le sucre, la Maïzena® et la poudre d'amandes. Versez la farine en pluie et mélangez de nouveau.

4. Répartissez la préparation sur les abricots et enfournez pour 25 minutes. Laissez refroidir avant de servir.

POUR LES TRÈS PRESSÉS

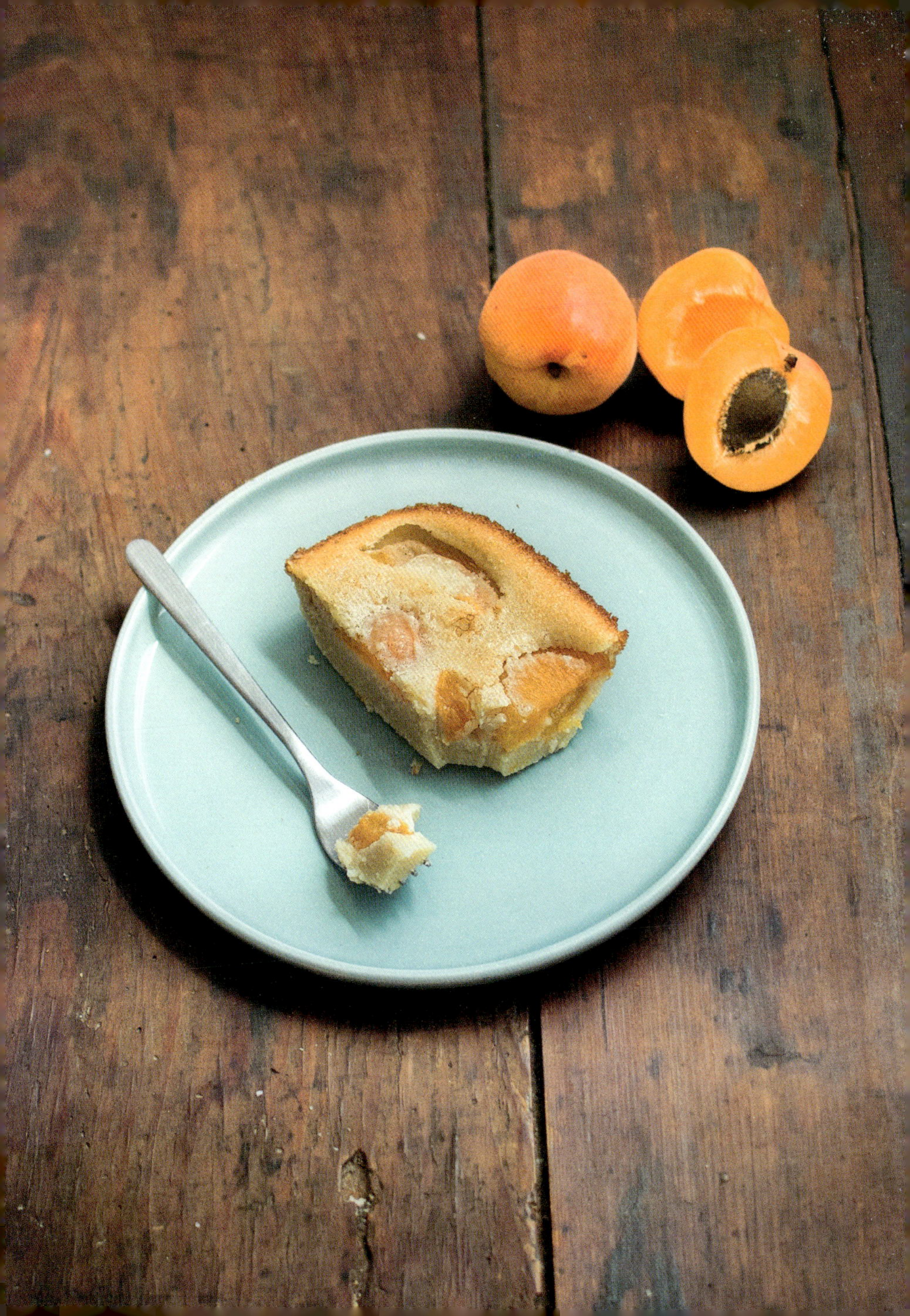

GÂTEAU AU YAOURT
et à la pomme

Pour 6 personnes
Préparation : 10 min
Cuisson : 45 minutes
Repos : 30 min

1 pot de yaourt au soja
1 pot de sirop d'érable
1 pot de lait d'amande
2 pots de farine de blé T65
1 pot de Maïzena®
1 pomme moyenne
2 cuil. à soupe d'huile d'olive + un peu pour le moule
1 cuil. à soupe de vinaigre de cidre
2 cuil. à café de levure chimique
1 pincée de bicarbonate
1 pincée de sel

1. Préchauffez le four à 180 °C (th. 6).

2. Mélangez dans un premier saladier le yaourt avec le lait, le sirop d'érable, l'huile et le vinaigre. Dans un second saladier, mélangez la farine avec la Maïzena®, la levure, le bicarbonate et le sel.

3. Incorporez la première préparation à la seconde et ajoutez la pomme, pelée et détaillée en petits cubes.

4. Versez la pâte dans un moule rond de 18 à 20 cm de diamètre préalablement huilé. Enfournez pour 45 à 50 minutes. Laissez refroidir avant de démouler.

POUR LES GRANDS DÉBUTANTS

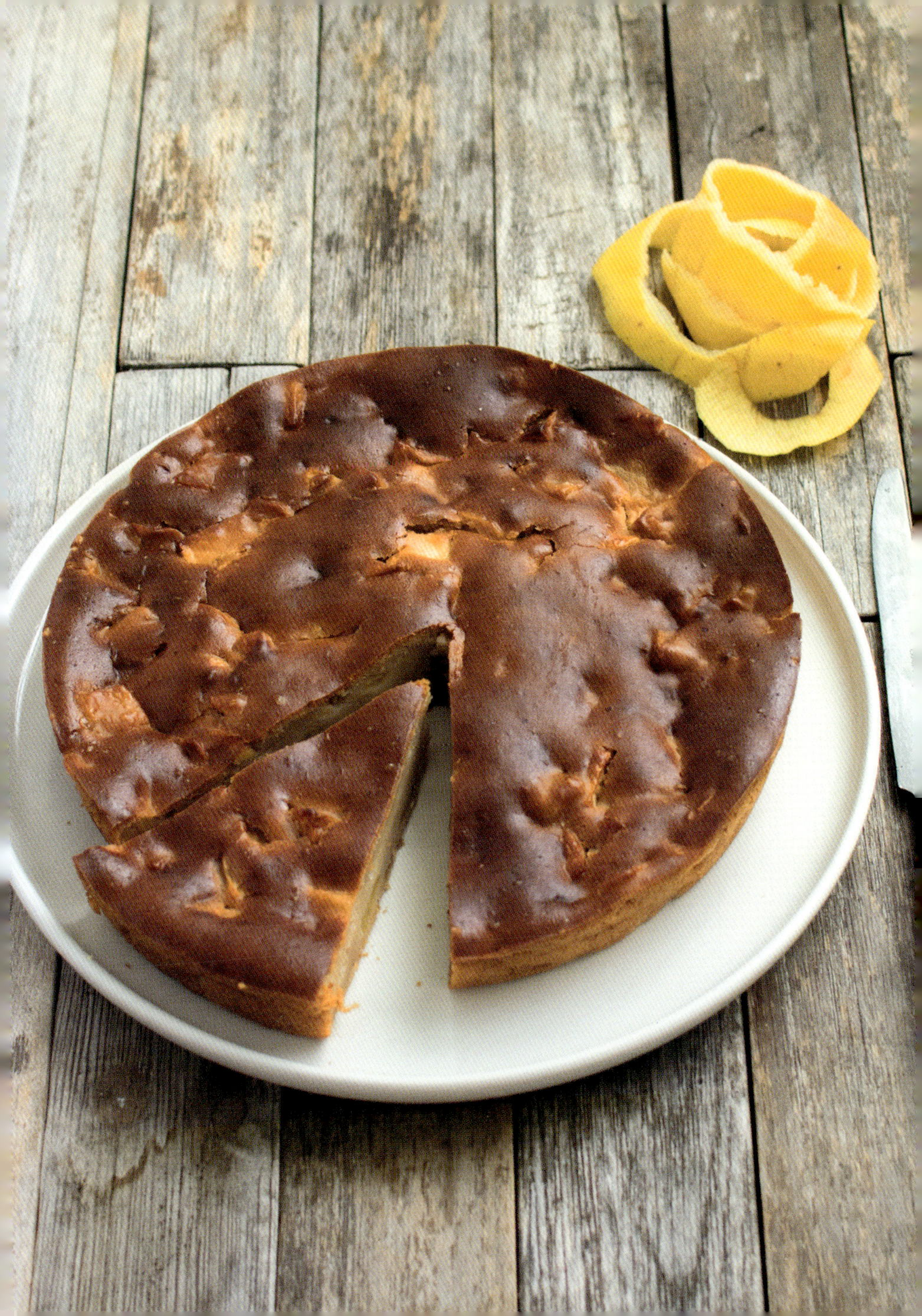

SMOOTHIE À L'AVOCAT

Pour 2 personnes
Préparation : 10 min

½ avocat mûr
25 cl de lait d'amande
1 ½ banane
1 datte
1 pincée de cannelle
en poudre
2 cuil. à soupe de beurre
d'amande
3 glaçons

1. Retirez la peau et dénoyautez l'avocat. Coupez les bananes et la datte dénoyautée en morceaux.

2. Mettez dans un blender l'avocat, les bananes, le beurre d'amande, la datte, la cannelle et les glaçons.

3. Versez le lait d'amande et mixez jusqu'à l'obtention d'un liquide homogène.

ANTIOXYDANTS

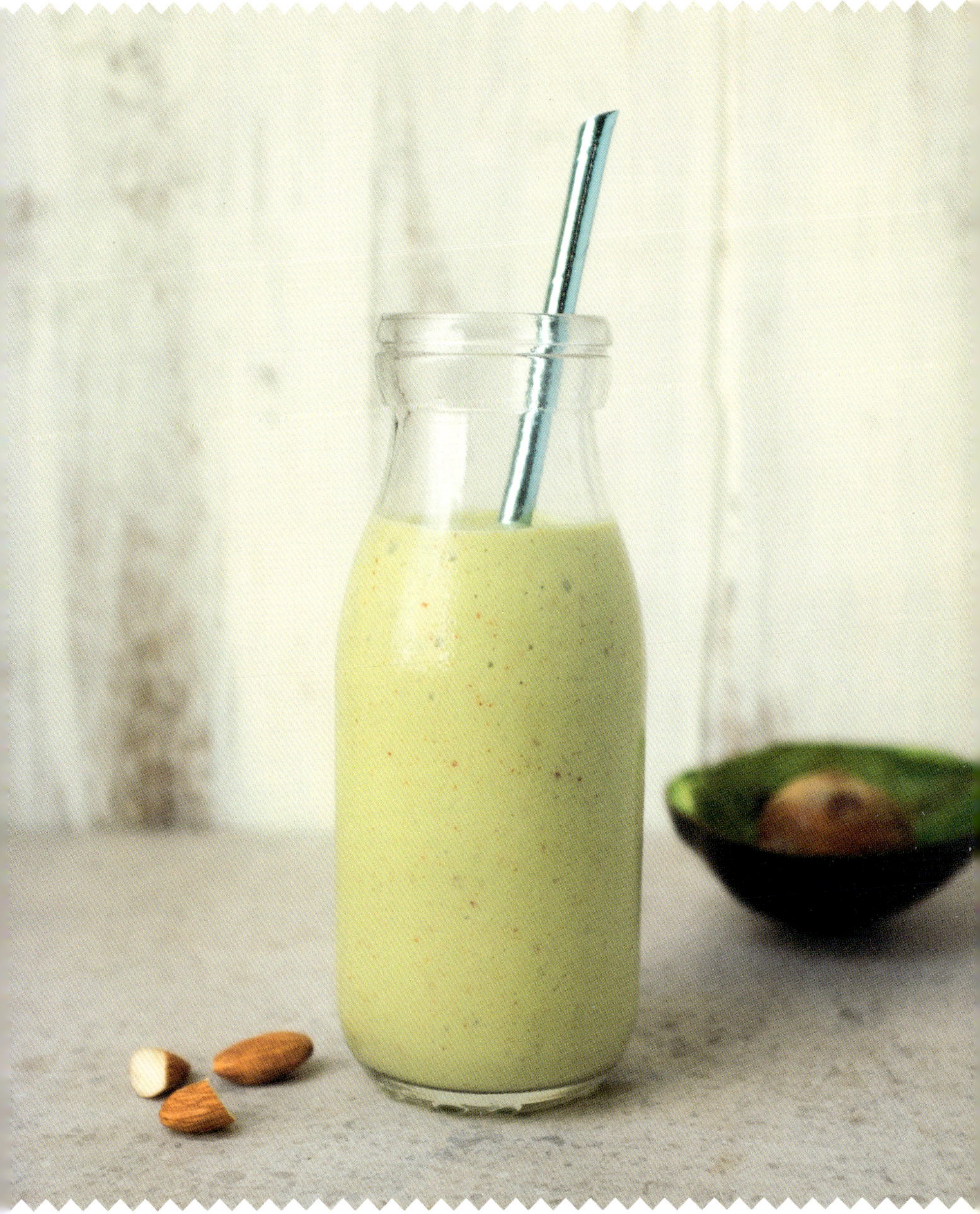

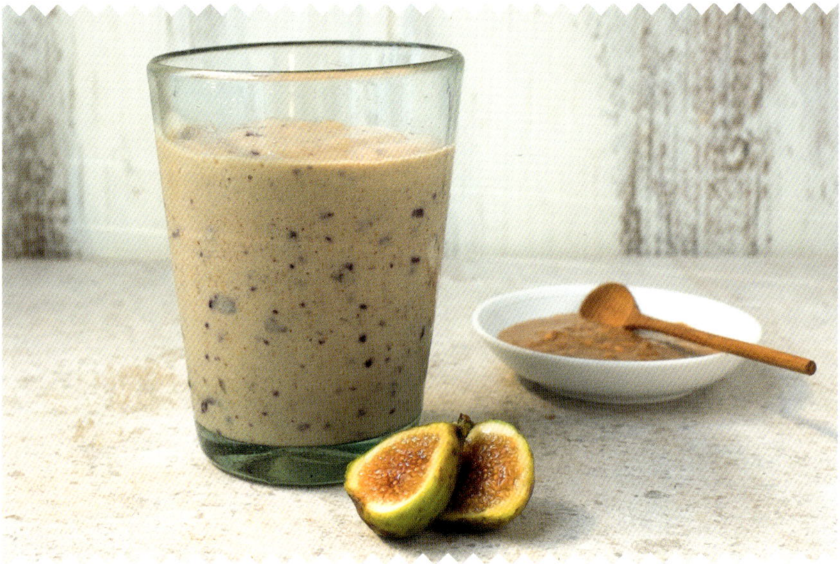

SMOOTHIE AUX FIGUES *et au beurre d'amande*

DETOX

Pour 1 personne
Préparation : 5 min

15 cl de lait d'amande
4 figues
1 cuil. à soupe de beurre d'amande
1 banane mûre (congelée de préférence)
1 pincée de cannelle en poudre

1. Versez dans un blender le lait d'amande, puis déposez la banane coupée en morceaux et les figues lavées. Ajoutez le beurre d'amande, puis la cannelle en poudre.

2. Mixez jusqu'à l'obtention d'un liquide homogène, puis transférez-le dans un verre et dégustez aussitôt.

SMOOTHIE AMANDE,
fruit de la Passion et banane

Pour 2 personnes
Préparation : 5 min

16 cl de lait d'amande
1 cuil. à café d'extrait d'amande
4 fruits de la Passion
1 banane mûre

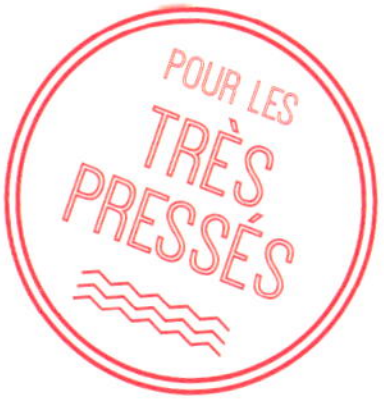

1. Placez la banane pelée et coupée en morceaux dans un blender, versez le lait d'amande et l'extrait d'amande.

2. Coupez les fruits de la Passion en deux, récupérez les graines que vous utiliserez pour la décoration, puis ajoutez les fruits dans le blender.

3. Mixez les ingrédients et versez le smoothie dans 2 verres. Parsemez de quelques graines de fruit de la Passion et servez aussitôt.

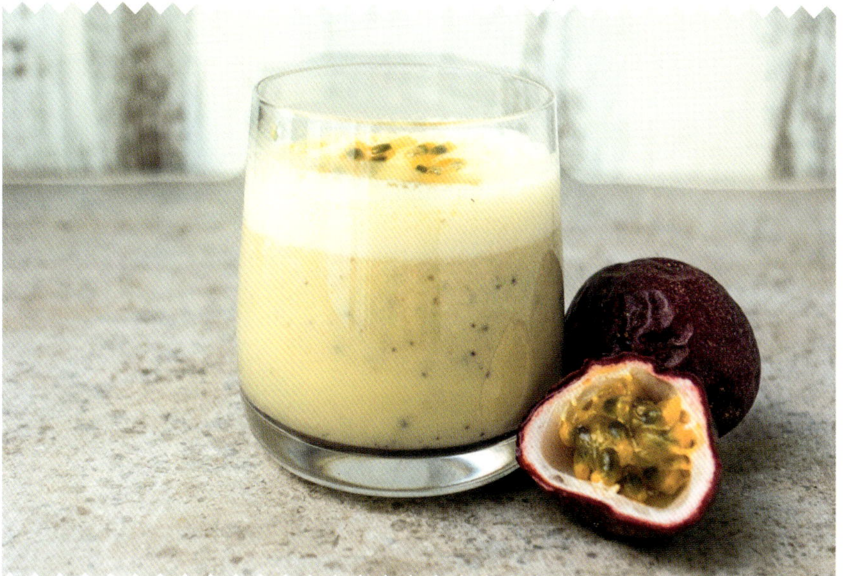

CHAÏ LATTE LÉGER

Pour 1 personne
Préparation : 5 min
Cuisson : 10 min
Repos : 5 min

1 cuil. à café de thé Earl Grey
5 cl de lait demi-écrémé
3 capsules de cardamome
1 cm de gingembre
1 clou de girofle
1 cuil. à café de sucre roux

1. Portez à ébullition 30 cl d'eau avec les capsules de cardamome, le gingembre et le clou de girofle.

2. Laissez bouillir 3 minutes, ajoutez le thé et retirez du feu. Laissez infuser 5 minutes.

3. Filtrez, ajoutez le lait chaud et le sucre et dégustez aussitôt.

SPÉCIAL
SAVEURS D'AUTOMNE

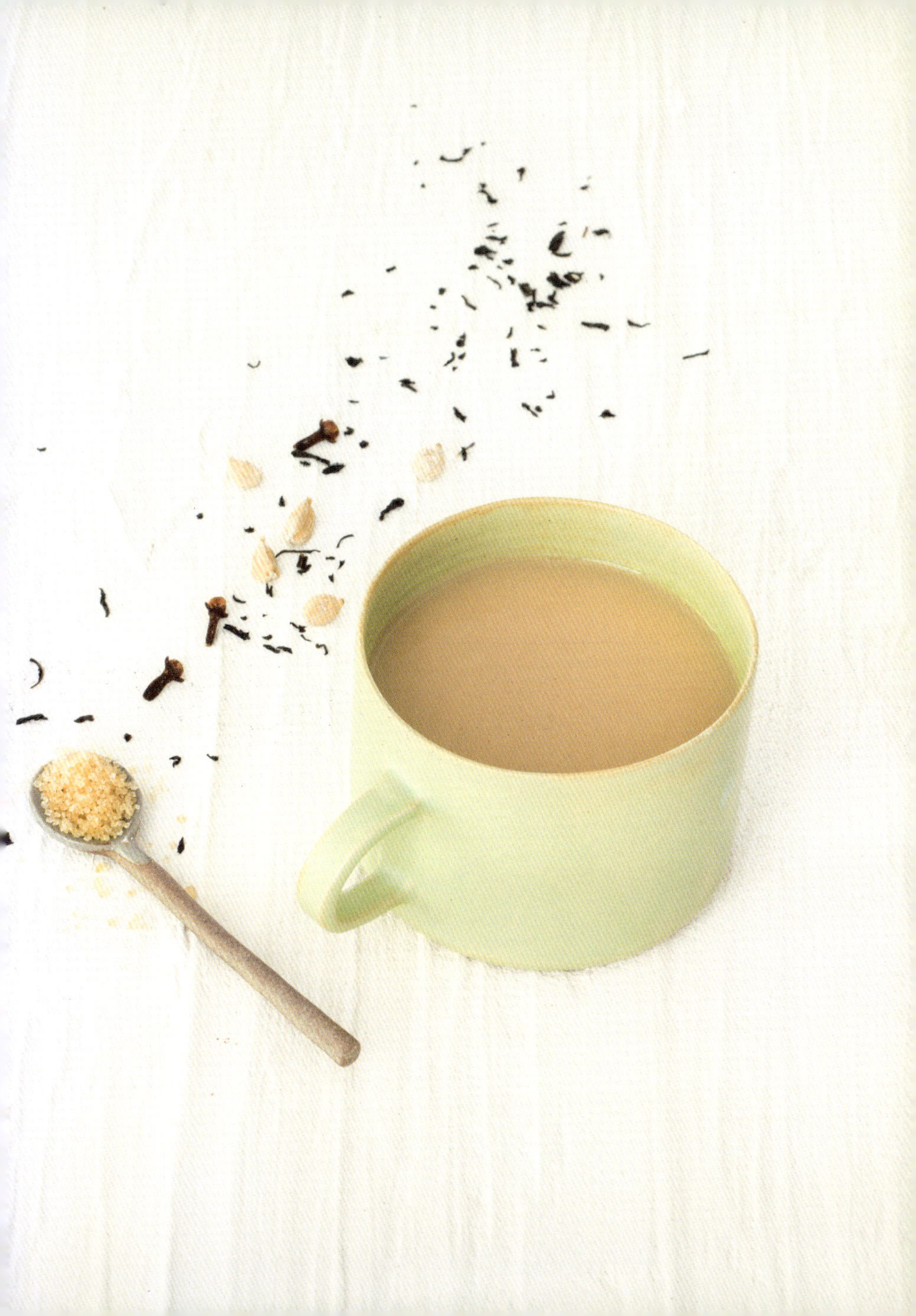

LAIT D'AMANDE ET DE SOJA
aux graines de chia

Pour 2 personnes
Préparation : 10 min
Repos : 30 min

20 cl de lait d'amande
20 cl de lait de soja
2 cuil. à café de graines de chia
1 pomme verte
1 citron
2 pincées de cannelle

1. Versez les graines de chia dans un verre rempli d'eau froide et laissez-les gonfler pendant 30 minutes. Égouttez-les.

2. Lavez la pomme, ôtez le centre et coupez-la en tout petits dés. Arrosez de quelques gouttes de jus de citron.

3. Versez le lait de soja dans 2 grands verres et ajoutez le lait d'amande, les graines de chia, les dés de pomme et la cannelle, puis mélangez.

SUPERALIMENTS

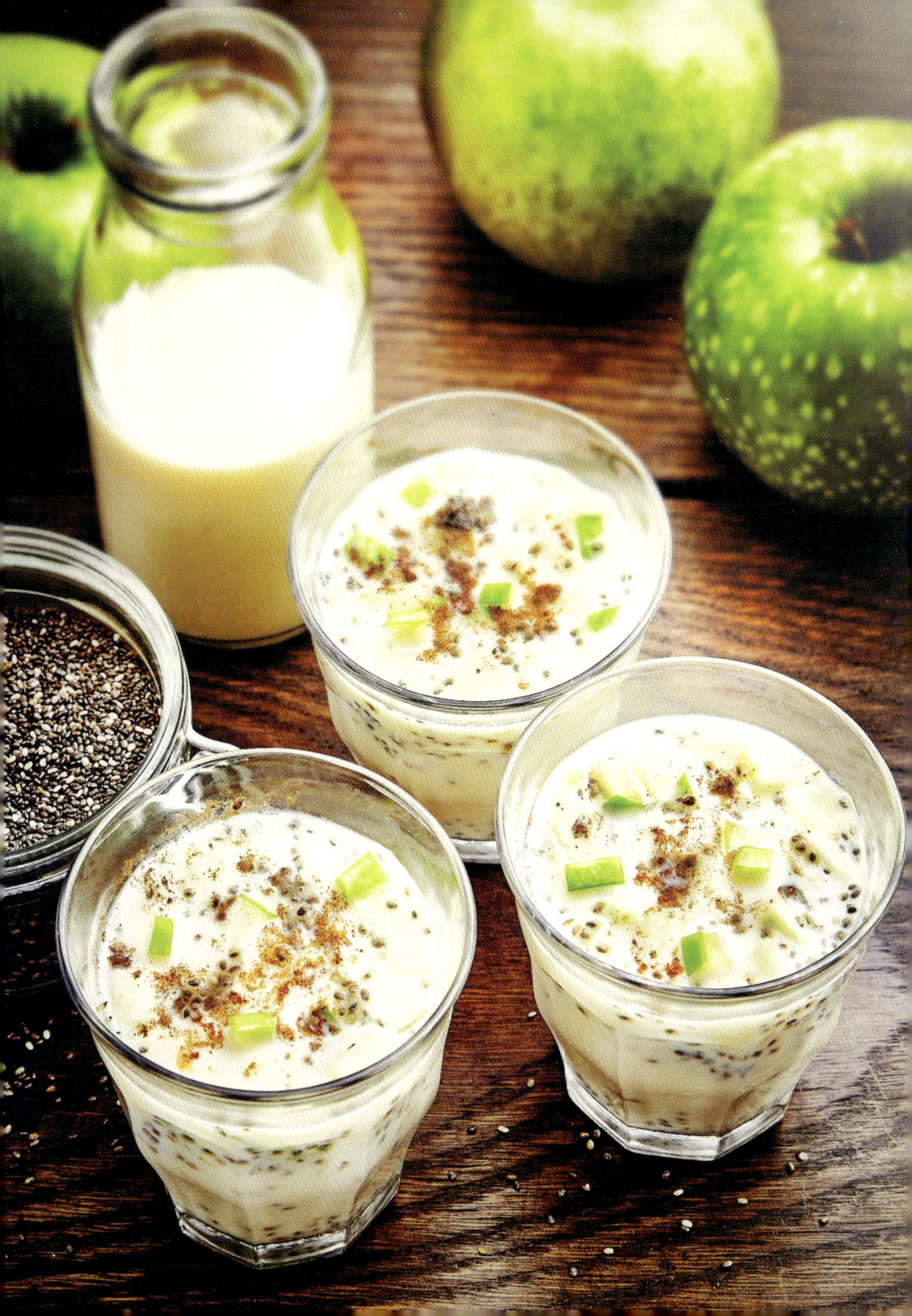

CÉRÉALES DE QUINOA
au sésame noir

Pour 4 personnes
Préparation : 10 min
Cuisson : 40 min (hors cuisson du quinoa)

150 g de quinoa
100 g de noix de cajou
60 g de noisettes
50 g de graines de sésame noir
50 g de flocons d'avoine
30 g d'amandes
30 g de graines de lin
9 cl de miel
5 cl d'huile de coco
1 cuil. à café d'extrait de vanille
1 cuil. à café de café en poudre
1 pincée de sel

1. Faites cuire le quinoa en suivant les instructions sur l'emballage.

2. Préchauffez le four à 180 °C (th. 6).

3. Dans un bol, mélangez le quinoa, les noisettes, les amandes et les noix de cajou grossièrement hachées avec les graines de sésame noir, les graines de lin et les flocons d'avoine. Versez le miel, l'huile de coco et l'extrait de vanille, puis le café en poudre et le sel. Mélangez bien.

4. Transférez le mélange obtenu sur une plaque allant au four recouverte de papier sulfurisé et faites cuire 40 minutes en remuant toutes les 10 à 15 minutes pour le faire dorer. Dégustez avec du lait végétal, du fromage blanc ou des fruits, par exemple.

SUPERALIMENTS

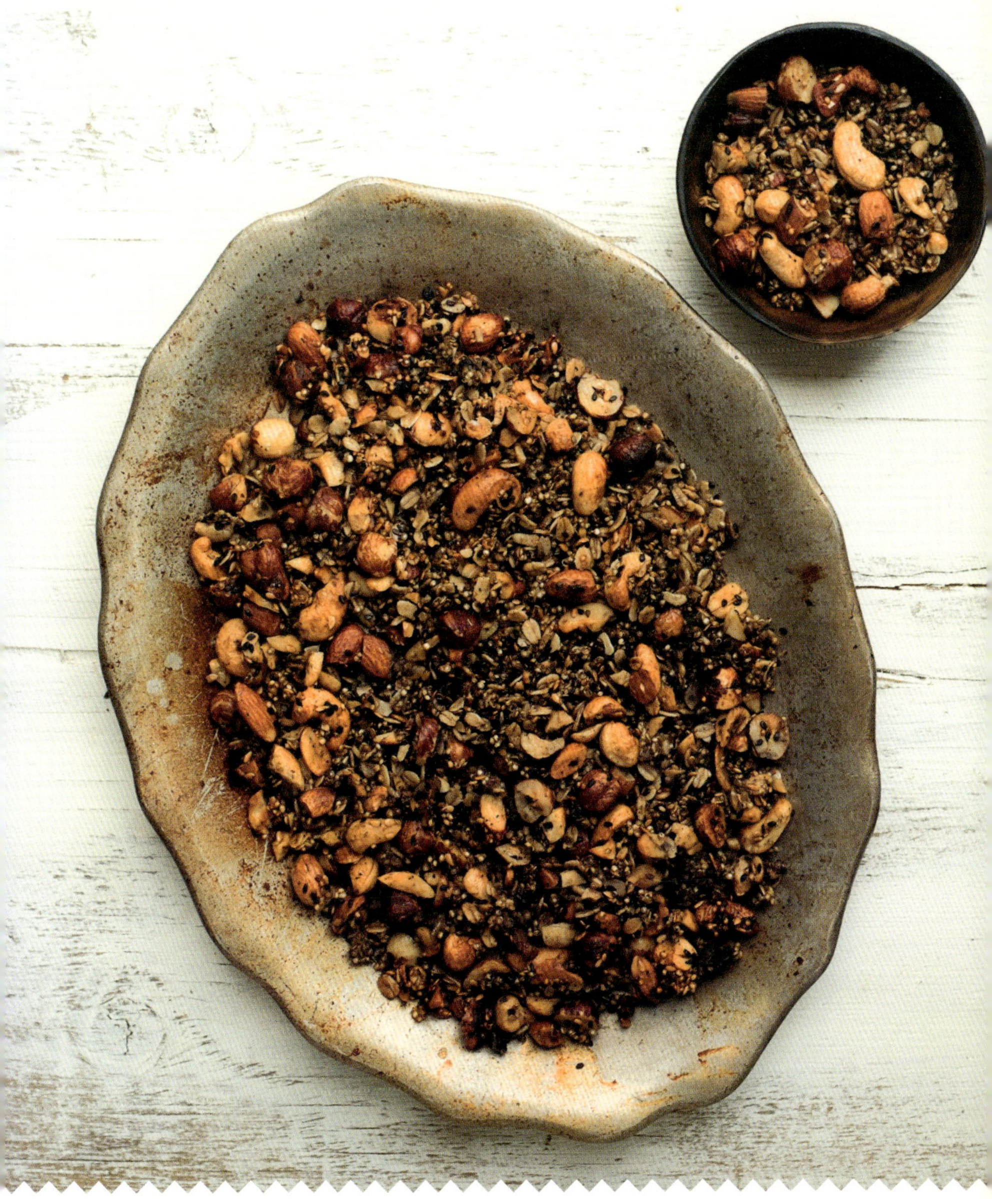

BOL D'AVOINE
à la noix de coco, mangue et chocolat noir

Pour 2 personnes
Préparation : 5 min
Repos : 30 min

30 g de flocons d'avoine
20 cl de lait de coco
100 g de céréales de quinoa (voir recette page 166)
½ mangue
60 g de chocolat noir
½ banane (congelée de préférence)
1 cuil. à soupe de graines de chia
½ cuil. à café d'extrait de vanille
10 g de copeaux de noix de coco
Quelques feuilles de menthe
1 pincée de sel

1. Mélangez les flocons d'avoine, la moitié du lait de coco, les graines de chia, la vanille et le sel dans un petit bol. Laissez reposer au moins 30 minutes.

2. Versez le mélange dans un blender avec l'autre moitié de lait de coco et la banane coupée en morceaux, mixez.

3. Transférez le tout dans un bol, parsemez de céréales de quinoa, de mangue coupée en fines tranches et de chocolat noir grossièrement haché.

4. Garnissez de feuilles de menthe fraîche et de copeaux de noix de coco, puis servez aussitôt.

POUR LES SUPER GOURMANDS

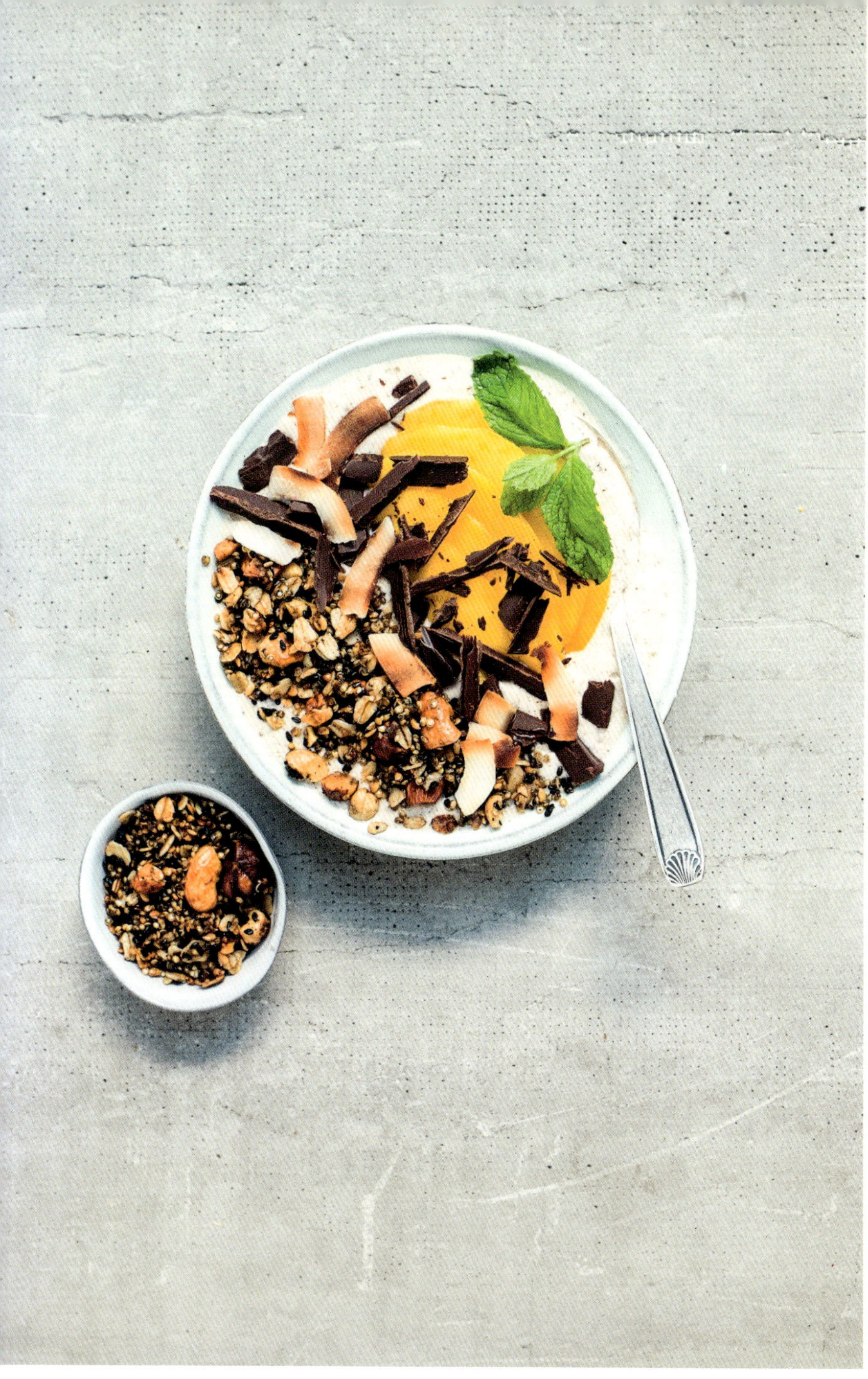

GRAINES DE CHIA,
myrtilles et vanille

Pour 1 personne
Préparation : 5 min
Réfrigération : 1 nuit

60 g de flocons d'avoine
1 cuil. à soupe de graines de chia
2 cuil. à soupe de myrtilles + quelques-unes pour la garniture
1 cuil. à café d'extrait de vanille
17,5 cl de lait d'amande

1. Mettez dans un bocal les flocons d'avoine, la vanille et les graines de chia. Versez le lait d'amande sur la mixture, mélangez et ajoutez les myrtilles.

2. Couvrez le bocal et laissez reposer au frais pendant 1 nuit.

3. Parsemez de quelques myrtilles avant de déguster.

POUR LES GRANDS DÉBUTANTS

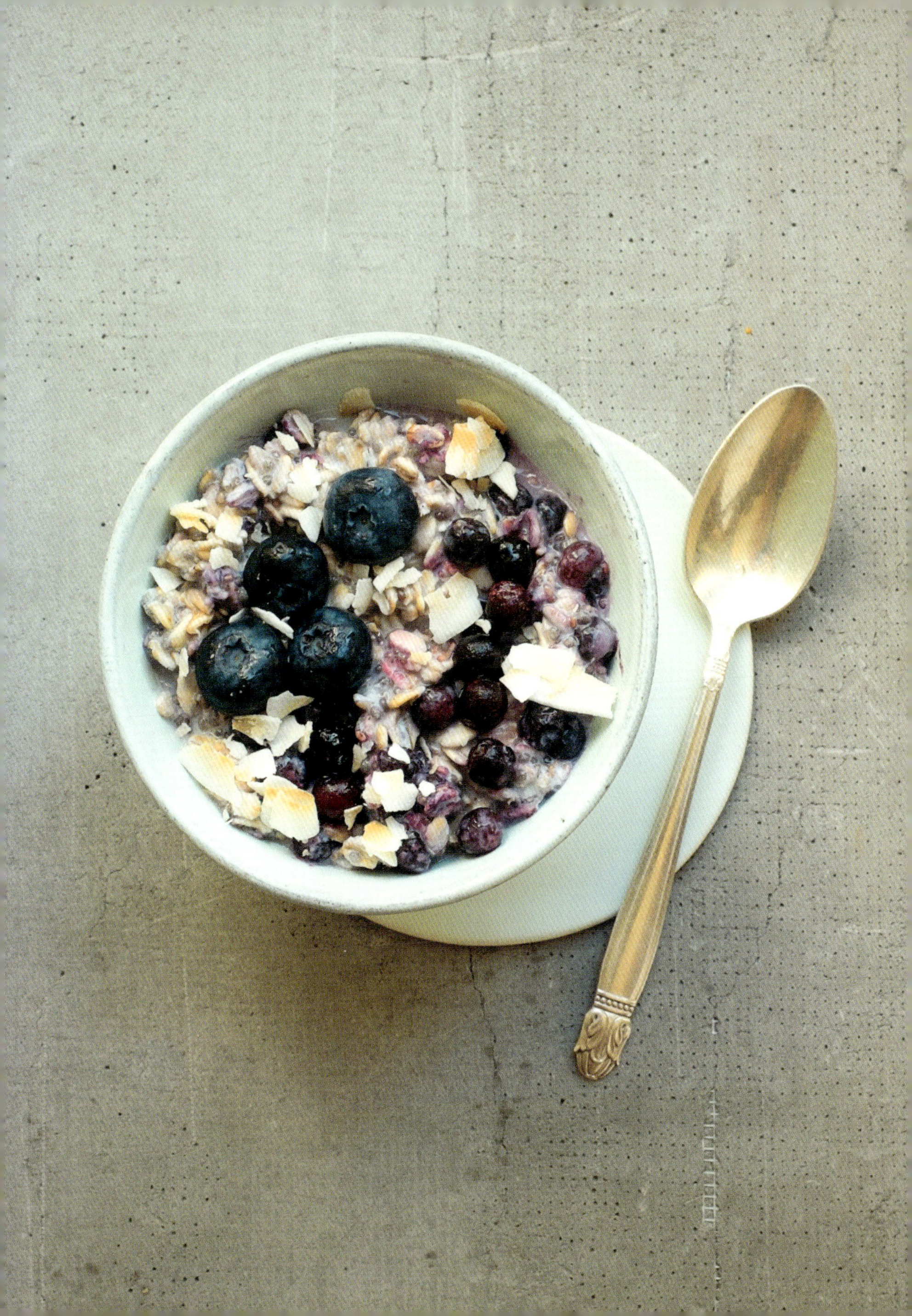

MAGIC BREAKFAST BOWL

Pour 2 personnes
Préparation : 15 min
Réfrigération : 1 nuit

60 g de flocons d'avoine
4 cuil. à soupe de graines de chia
30 cl de lait d'amande
70 g de framboises
2 cuil. à soupe de beurre d'amande
1 banane
30 g d'amandes
2 cuil. à café de miel
½ cuil. à café d'extrait de vanille
1 trait de jus de citron

1. Mélangez dans un bocal les graines de chia, les flocons d'avoine et le lait d'amande. Ajoutez l'extrait de vanille et 1 cuillerée à café de miel. Secouez bien et laissez reposer au frais pendant 1 nuit.

2. Mélangez dans un autre bocal les framboises, 1 cuillerée à café de miel et le citron. Écrasez le mélange avec le dos d'une cuillère à soupe et laissez reposer au frais.

3. Le lendemain, servez dans chaque bol le mélange chia/avoine/lait avec la purée de framboises, 1 cuillerée à soupe de beurre d'amande, des rondelles de banane et des morceaux d'amandes grossièrement hachées.

SUPERALIMENTS

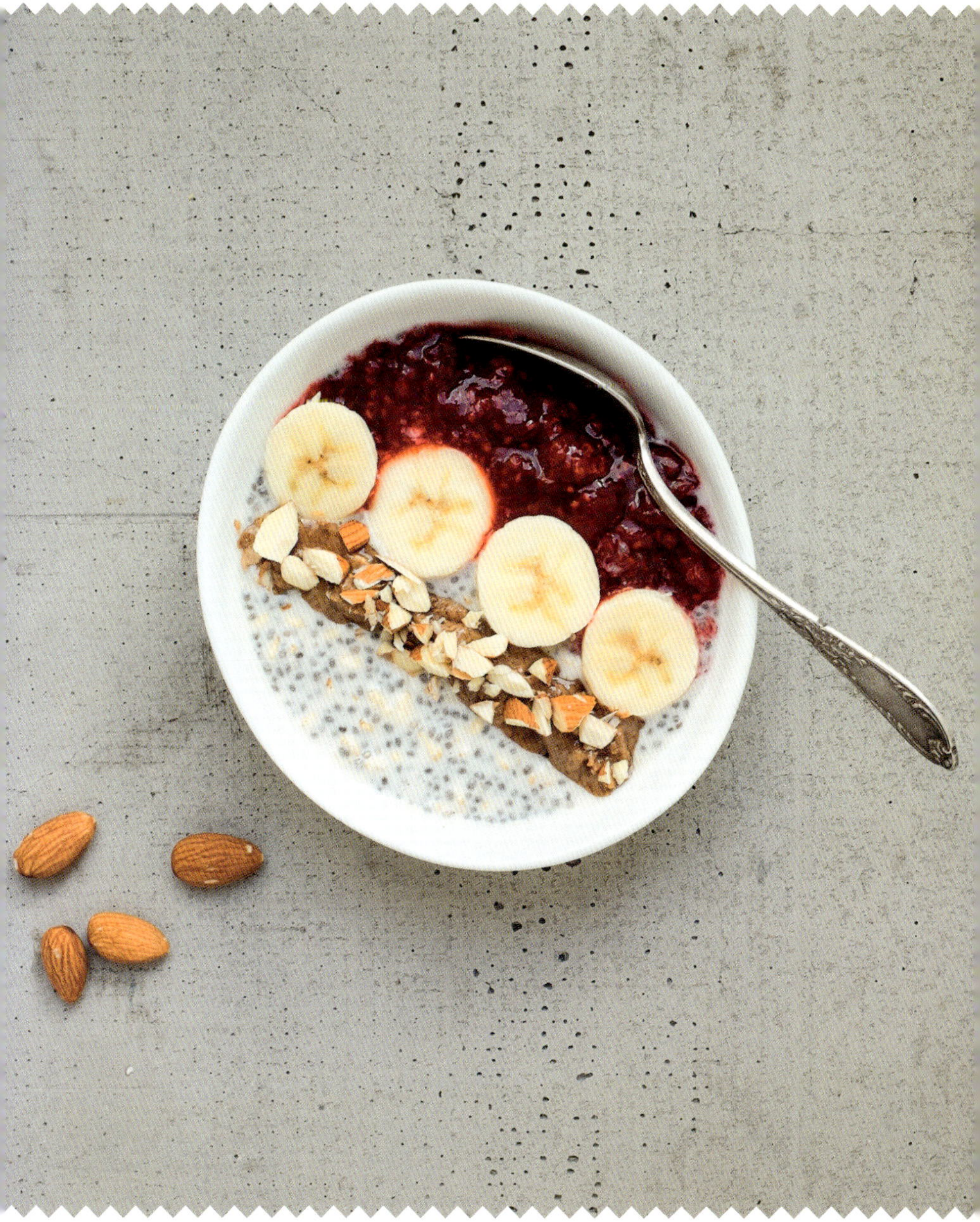

GRANOLA À LA PURÉE *de cacahuètes*

Pour 2 personnes
Préparation : 5 min
Cuisson : 13 min
Repos : 30 min

50 g de flocons d'avoine
1 cuil. à soupe de purée de cacahuètes
1 cuil. à soupe de sirop d'érable
1 pincée de vanille
2 cuil. à soupe, au choix de : graines de courge, de tournesol, fruits secs, pépites de chocolat, oléagineux…

1. Préchauffez le four à 160 °C (th. 5-6).

2. Versez la purée de cacahuètes et le sirop d'érable dans une petite casserole. Faites chauffer 1 minute, à feu doux, en mélangeant bien. Hors du feu, incorporez les flocons d'avoine ainsi que la vanille.

3. Répartissez la préparation sur une plaque recouverte de papier sulfurisé et enfournez pour 12 minutes.

4. Versez le granola dans un bol et laissez refroidir.

5. Incorporez les graines, fruits secs, pépites de chocolat, oléagineux… avant de déguster avec un yaourt de soja ou du lait végétal.

SUPER DIGESTE

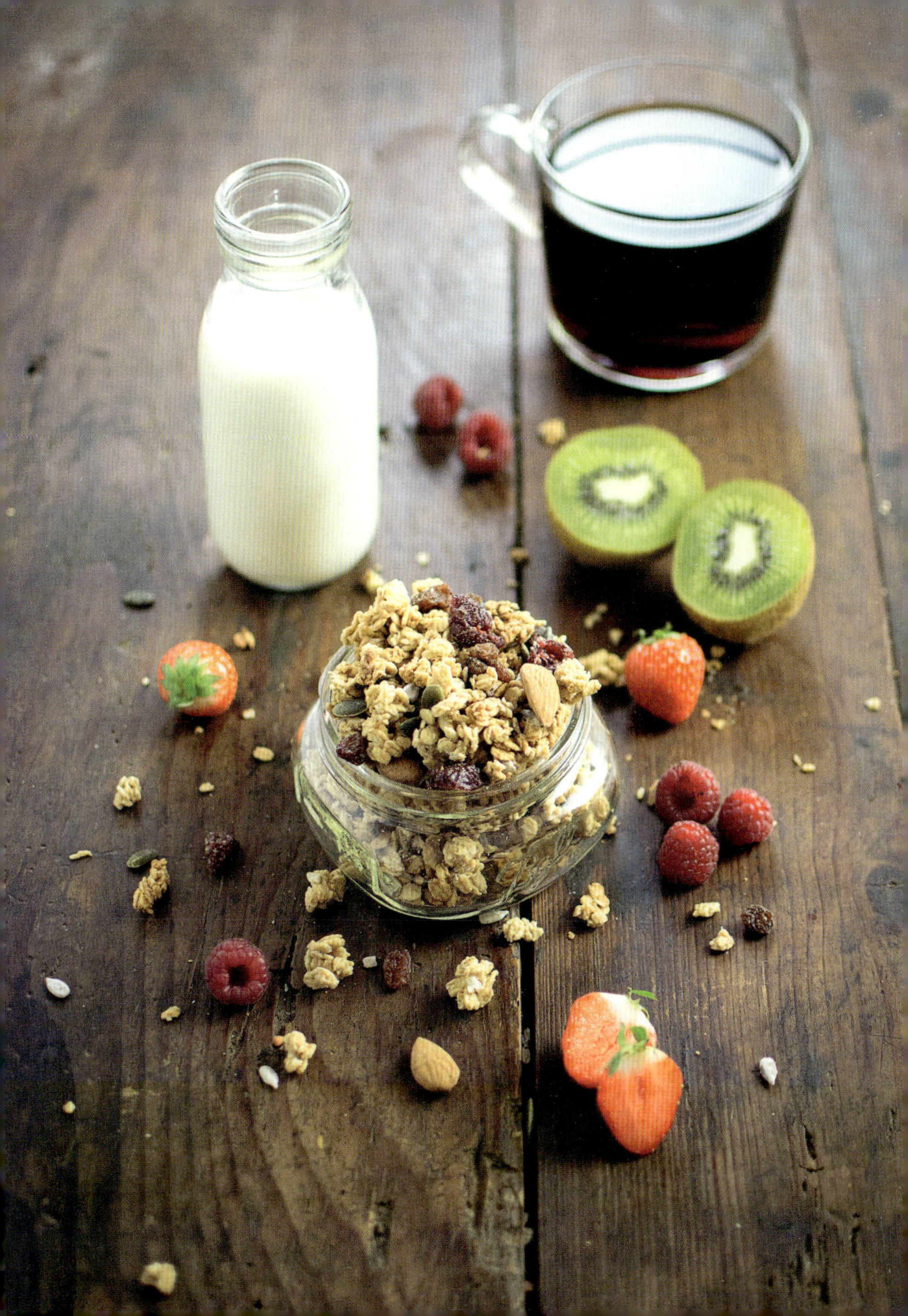

MUESLI AU YAOURT
de soja et au kiwi

Pour 4 personnes
Préparation : 15 min

100 g de flocons d'avoine
40 g de flocons de millet
4 yaourts au soja nature
4 kiwis
2 bananes
30 g d'amandes
30 g de cranberries
30 g de baies de goji
4 cuil. à café de sirop d'agave

1. Pelez les kiwis et coupez-les en morceaux. Pelez les bananes et coupez-les en tranches. Hachez grossièrement les amandes.

2. Répartissez les flocons d'avoine et de millet dans 4 bols.

3. Ajoutez 1 yaourt au soja dans chaque bol, répartissez les fruits découpés, les amandes hachées, les cranberries et les baies de goji.

4. Versez le sirop d'agave et dégustez aussitôt.

SUPERALIMENTS

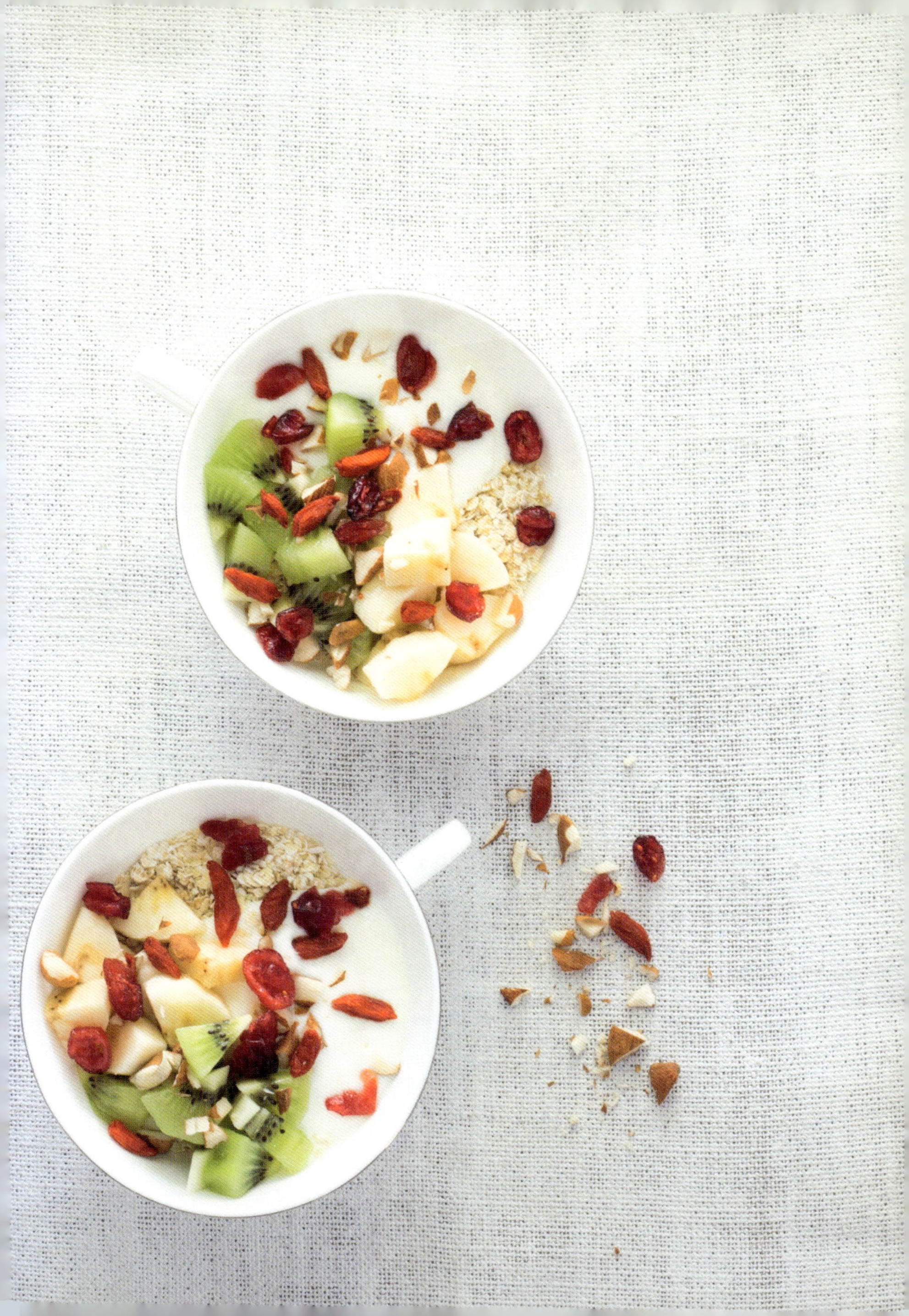

PORRIDGE DE FLOCONS DE RIZ
aux fruits frais

Pour 2 personnes
Préparation : 10 min
Cuisson : 3 min
Repos : 15 min

1 verre de flocons de riz nature
20 cl de lait de riz
1 poire
½ mangue
10 pistaches grillées non salées
2 cuil. à soupe de miel d'oranger
1 pincée de cannelle

1. Faites chauffer le lait de riz, versez-le sur les flocons de riz, ajoutez la cannelle, couvrez et laissez gonfler pendant 15 minutes.

2. Pelez la poire et la mangue, puis coupez leur chair en petits dés. Réduisez les pistaches en poudre.

3. Répartissez les flocons dans 2 bols, ajoutez un peu de lait si le mélange vous semble trop sec ou compact. Ajoutez les fruits découpés, le miel et saupoudrez de pistaches. Dégustez aussitôt.

POUR LES TRÈS PRESSÉS

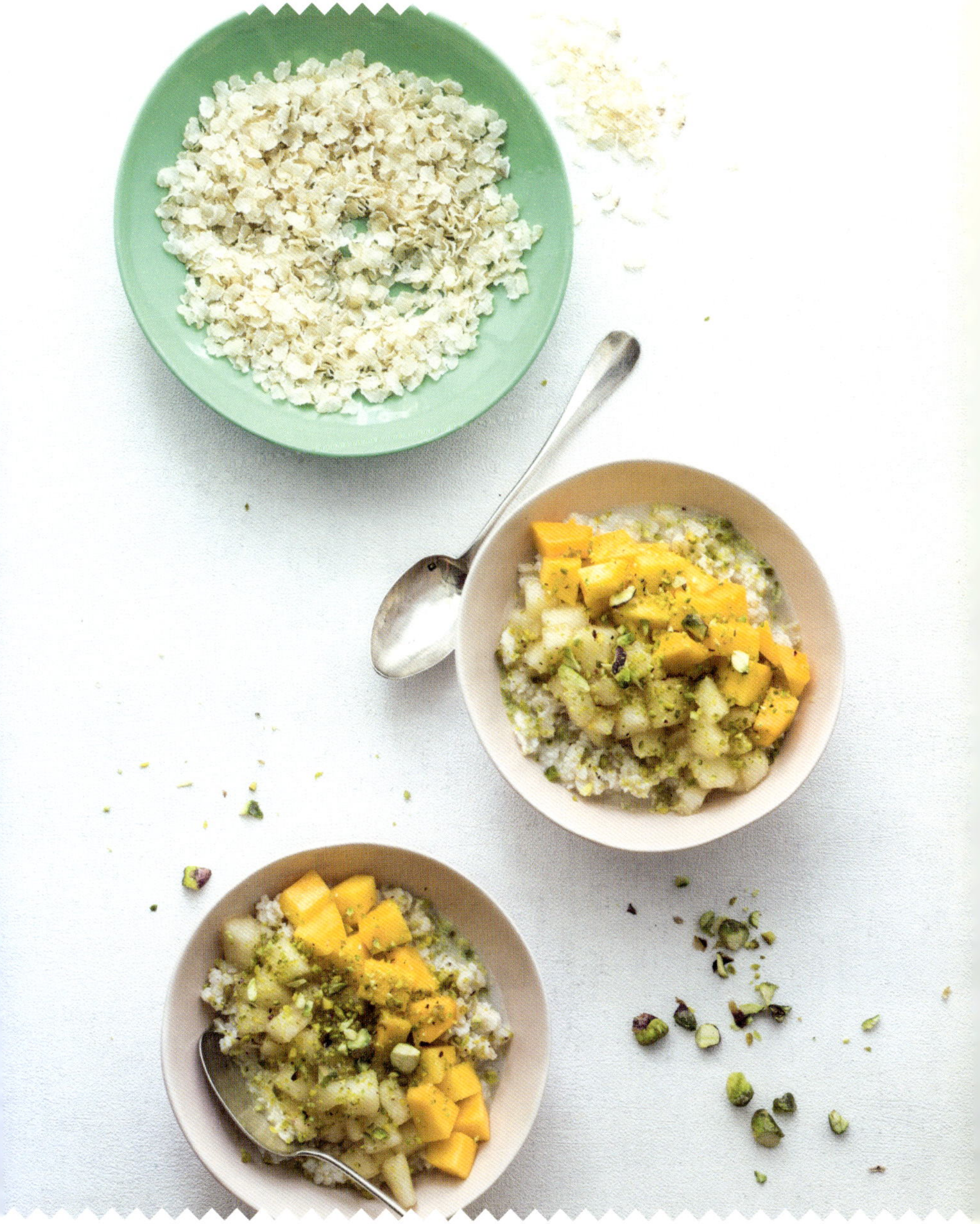

ŒUFS BROUILLÉS
au parmesan

Pour 4 personnes
Préparation : 10 min
Cuisson : 10 min

6 œufs
3 cuil. à soupe de fromage blanc à 20 % MG
30 g de parmesan râpé + 20 g de copeaux
1 bouquet de ciboulette
1 cuil. à café d'huile d'olive
1 cuil. à café de graines de pavot bleu
Sel, poivre

1. Rincez et hachez la ciboulette. Battez les œufs, ajoutez le fromage blanc, le parmesan râpé et la ciboulette. Salez modérément et poivrez.

2. Faites chauffer l'huile dans une casserole. Versez les œufs et faites cuire à feu doux en remuant avec une spatule.

3. Quand les œufs épaississent, retirez du feu. Répartissez dans 4 ramequins, décorez avec les copeaux de parmesan et le pavot bleu. Servez aussitôt.

POUR LES GRANDS DÉBUTANTS

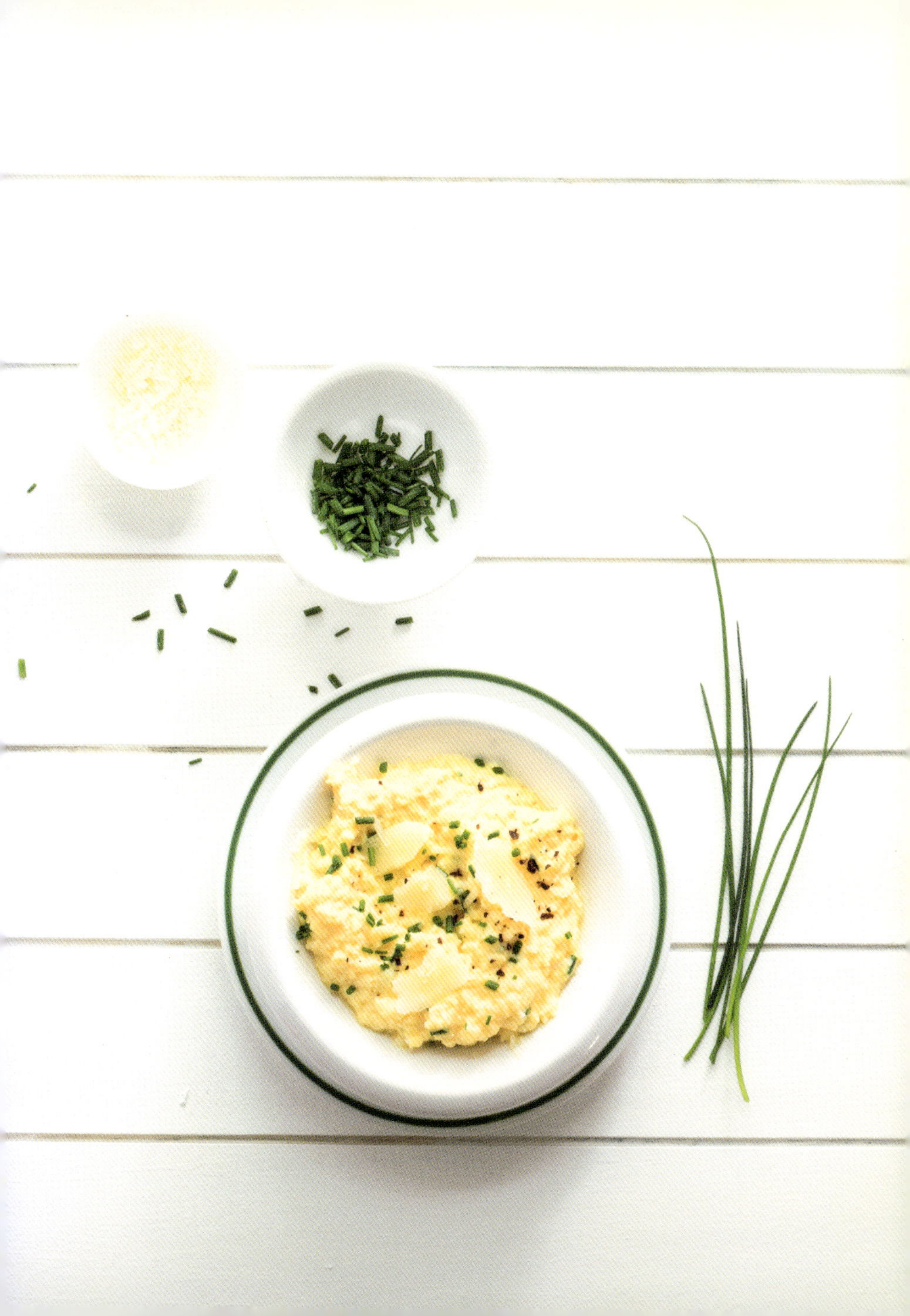

PETITS PAINS DE RIZ *au sésame*

Pour 12 petits pains
Préparation : 20 min
Cuisson : 20 min
Repos : 30 min

150 g de farine de riz blanche
100 g de farine de riz semi-complète
2 cuil. à soupe de mélange de farines pour pain sans gluten
2 cuil. à soupe de purée de sésame
40 g d'abricots secs
2 cuil. à soupe d'huile d'olive
1 sachet de levure chimique
Sel

1. Préchauffez le four à 180 °C (th. 6). Hachez les abricots secs.

2. Mélangez dans un saladier les farines de riz, le mélange de farines sans gluten, la levure et ½ cuillerée à café de sel. Ajoutez l'huile d'olive, la purée de sésame et 22,5 cl d'eau froide. Travaillez la pâte avec les mains, puis ajoutez les abricots hachés.

3. Recouvrez une plaque à pâtisserie de papier sulfurisé. Disposez la pâte en 12 petits tas assez espacés.

4. Faites cuire 20 minutes au four, puis laissez refroidir sur une grille. Au moment de déguster, ouvrez les pains en deux et garnissez-les de beurre ou d'une gelée de fruits.

RICHE EN FIBRES

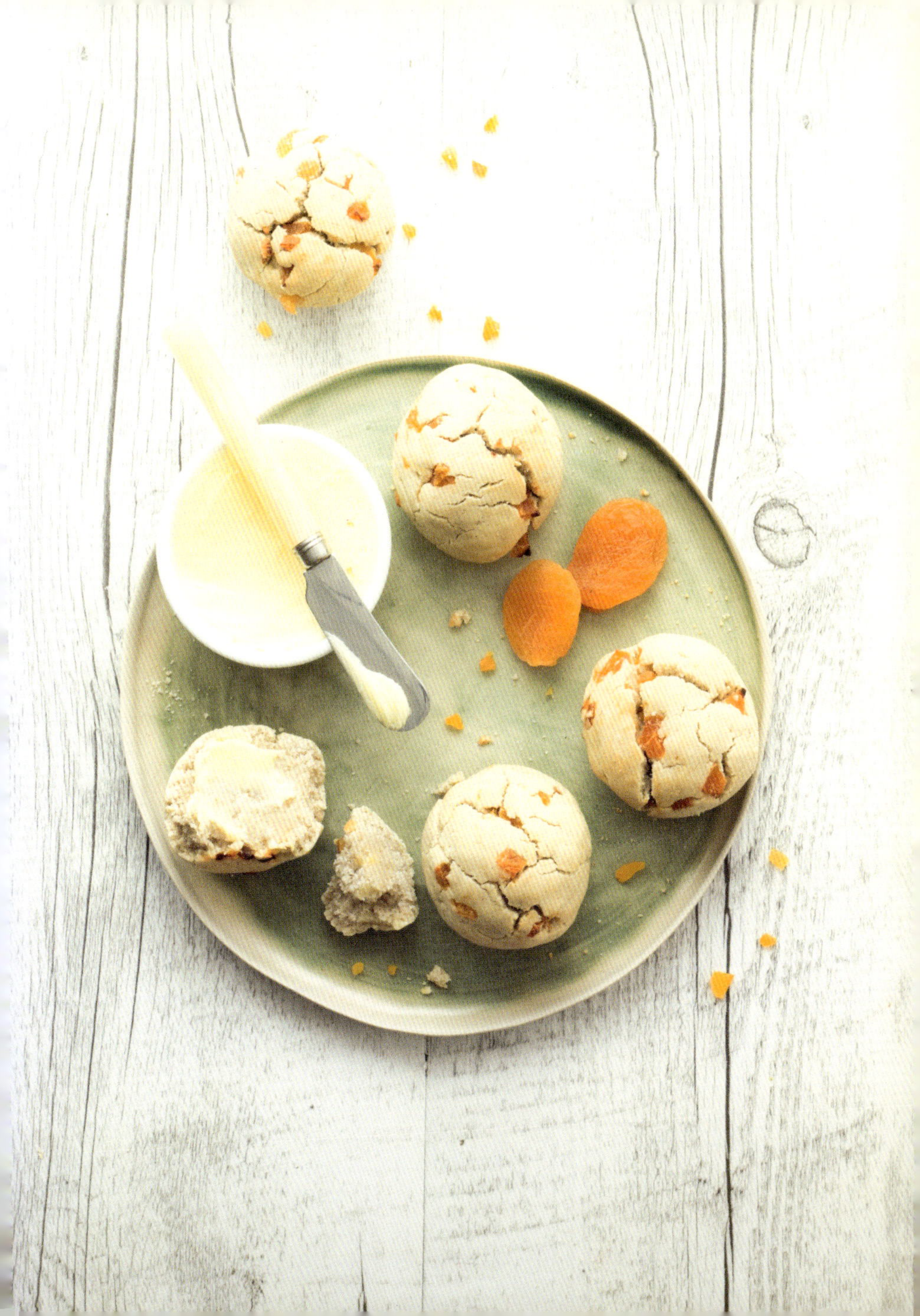

PANCAKES AU SON D'AVOINE
et myrtilles séchées

Pour 4 personnes
Préparation : 15 min
Repos : 30 min
Cuisson : 25 min

150 g de farine d'épeautre
30 g de son d'avoine
40 g de myrtilles séchées
2 œufs
1 verre de lait
40 g de sucre roux
30 g de beurre
1 sachet de levure chimique
1 sachet de sucre vanillé
Huile de colza pour la poêle
Sel

1. Faites fondre le beurre 30 secondes au micro-ondes. Mélangez la farine d'épeautre, le son d'avoine, la levure, le sucre roux, le sucre vanillé et une pincée de sel. Ajoutez les œufs, le lait et le beurre fondu. Remuez avec une spatule pour obtenir un mélange lisse. Ajoutez les myrtilles séchées et mélangez.

2. Couvrez et laissez reposer 30 minutes à température ambiante.

3. Faites cuire les pancakes dans une petite poêle légèrement huilée, 2 minutes sur chaque face. Dégustez chaud, avec de la compote de fruits rouges.

POUR LES
SUPER
GOURMANDS

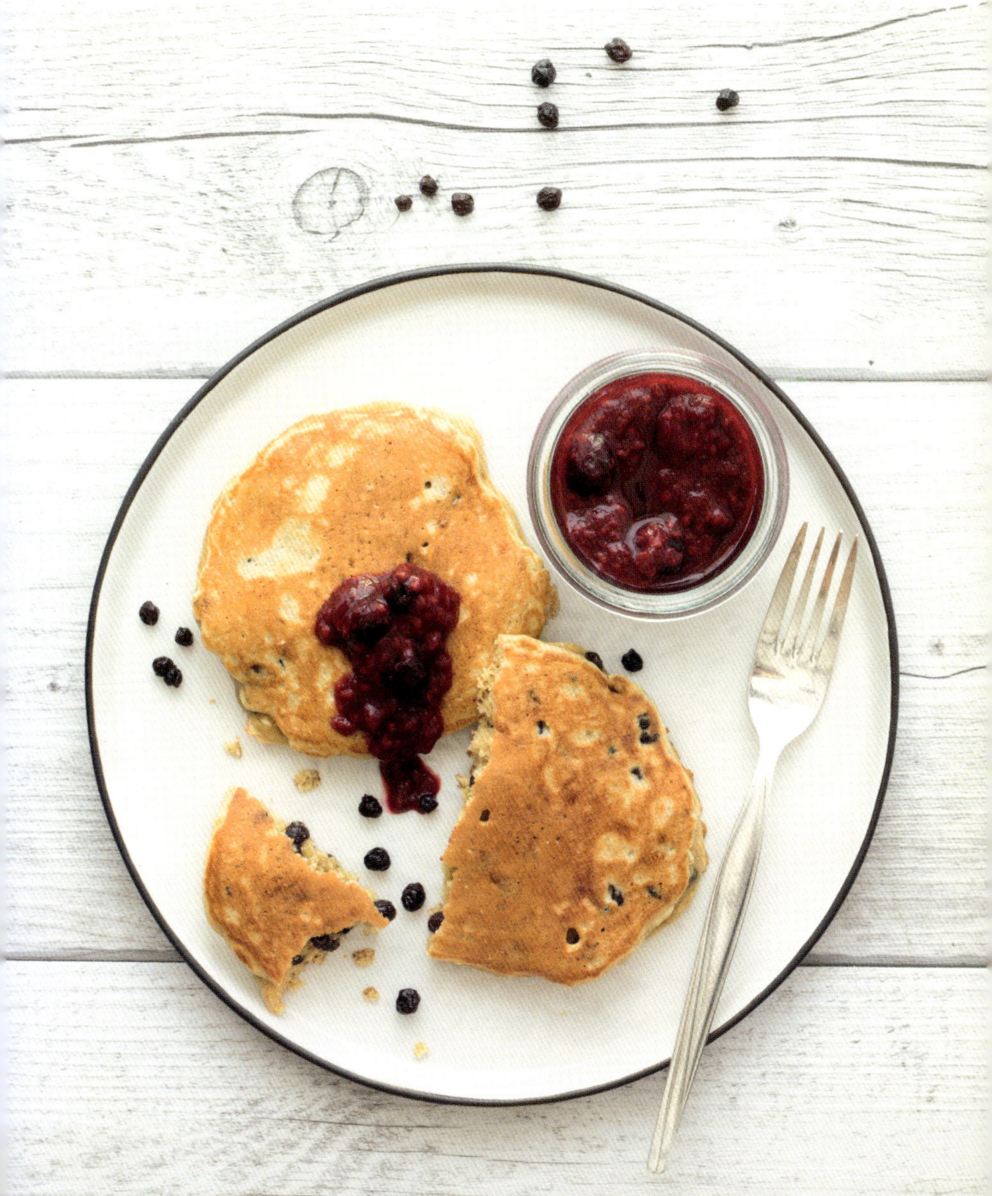

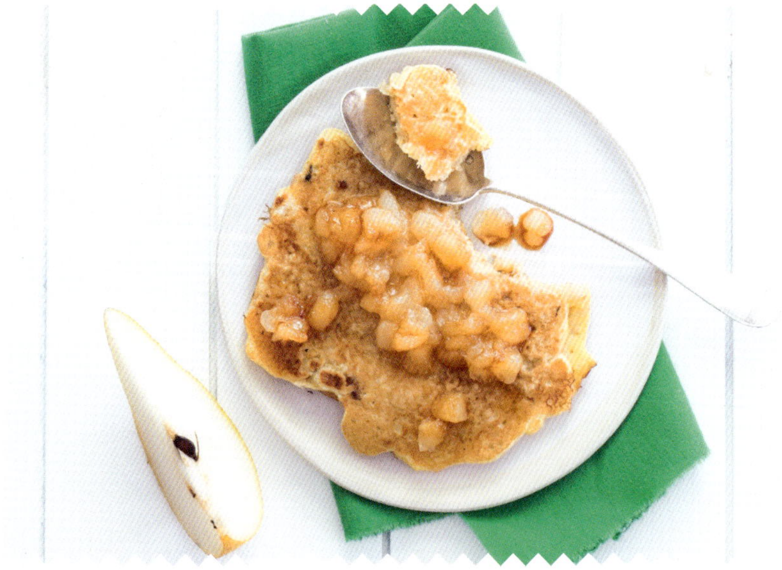

GALETTES AU SON, *dés de poire*

POUR RECEVOIR

Pour 4 personnes
Préparation : 10 min
Cuisson : 25 min
Repos : 20 min

200 g de son d'avoine
4 œufs
30 cl de lait demi-écrémé
1 sachet de sucre vanillé
2 poires
30 g de sucre roux
1 pincée de sel

1. Pelez les poires, coupez-les en petits dés en éliminant le centre. Épongez-les, faites-les caraméliser à feu vif dans une large poêle avec le sucre roux pendant 5 minutes.

2. Mélangez le son d'avoine, les œufs, le lait, le sel et le sucre vanillé. Laissez reposer 10 minutes pour que le son gonfle.

3. Faites cuire 4 galettes, une à la fois, dans une poêle antiadhésive bien chaude, pendant 3 minutes sur chaque face.

4. Servez les galettes tièdes, nappées de poires caramélisées.

PETITS PAINS D'ÉPICE
très légers à l'orange

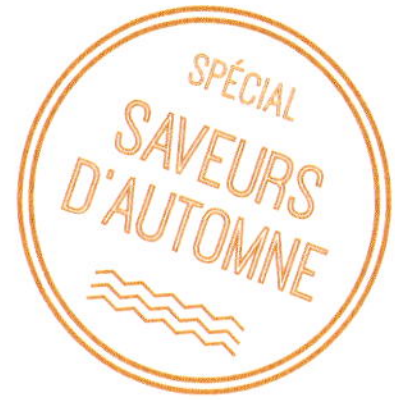

Pour 6 petits pains
Préparation : 20 min
Cuisson : 15 min
Repos : 15-30 min

1 orange
100 g de farine de blé
50 g de farine de seigle
60 g de sucre roux
3 œufs
3 petits-suisses à 0 % MG
1 sachet de levure alsacienne
1 cuil. à café d'épices pour pain d'épice
1 pincée de sel

1. Préchauffez le four à 180 °C (th. 6).

2. Lavez l'orange, râpez sa peau pour obtenir 1 cuillerée à café de zestes. Pressez la moitié de l'orange.

3. Mélangez dans un saladier les farines de blé et de seigle, le sucre roux, la levure, les épices et le sel. Ajoutez les œufs, le jus d'orange, les zestes et les petits-suisses. Mélangez pour obtenir une pâte lisse.

4. Versez dans de petits moules à muffins en silicone et enfournez pour 15 minutes. Dégustez tiède ou froid.

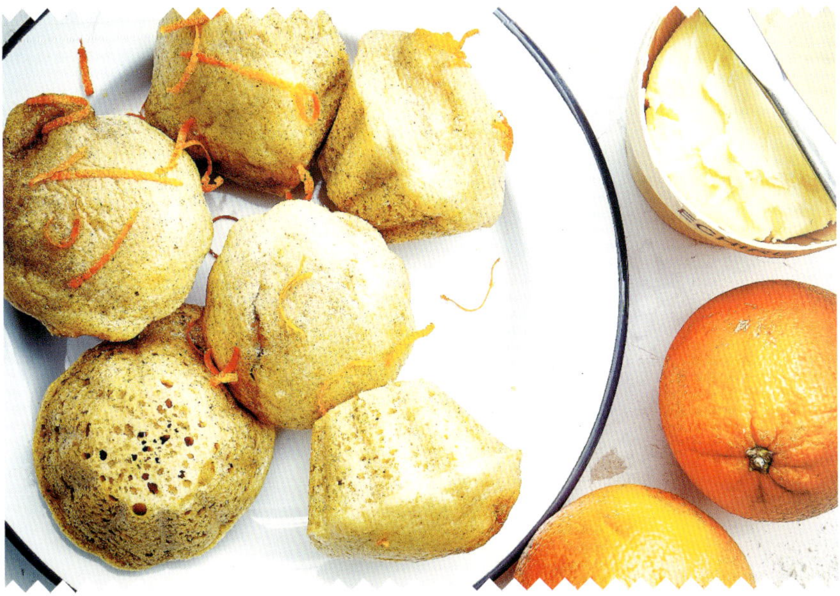

BARRES DE CÉRÉALES *et fruits secs*

Pour 12 barres
Préparation : 15 min
Cuisson : 20 min
Repos : 1 h

80 g de flocons d'avoine
80 g de flocons de millet
80 g de flocons de soja toastés
30 g de sésame blanc
30 g de noisettes
30 g d'amandes
50 g de raisins sultanine
40 g de miel liquide
2 cuil. à soupe de sirop d'agave
2 cuil. à soupe de sucre de coco

1. Préchauffez le four à 180 °C (th. 6).

2. Mélangez les flocons de céréales et de soja, le sésame, les noisettes et les amandes grossièrement hachées, les raisins, le sucre de coco, le miel et le sirop d'agave.

3. Versez dans un moule antiadhésif carré ou rectangulaire, sur une épaisseur de 1,5 cm. Tassez légèrement avec le plat de la main.

4. Faites cuire 20 minutes au four, puis laissez complètement refroidir.

5. Découpez en barres de 3 × 5 cm environ.

SUPERALIMENTS

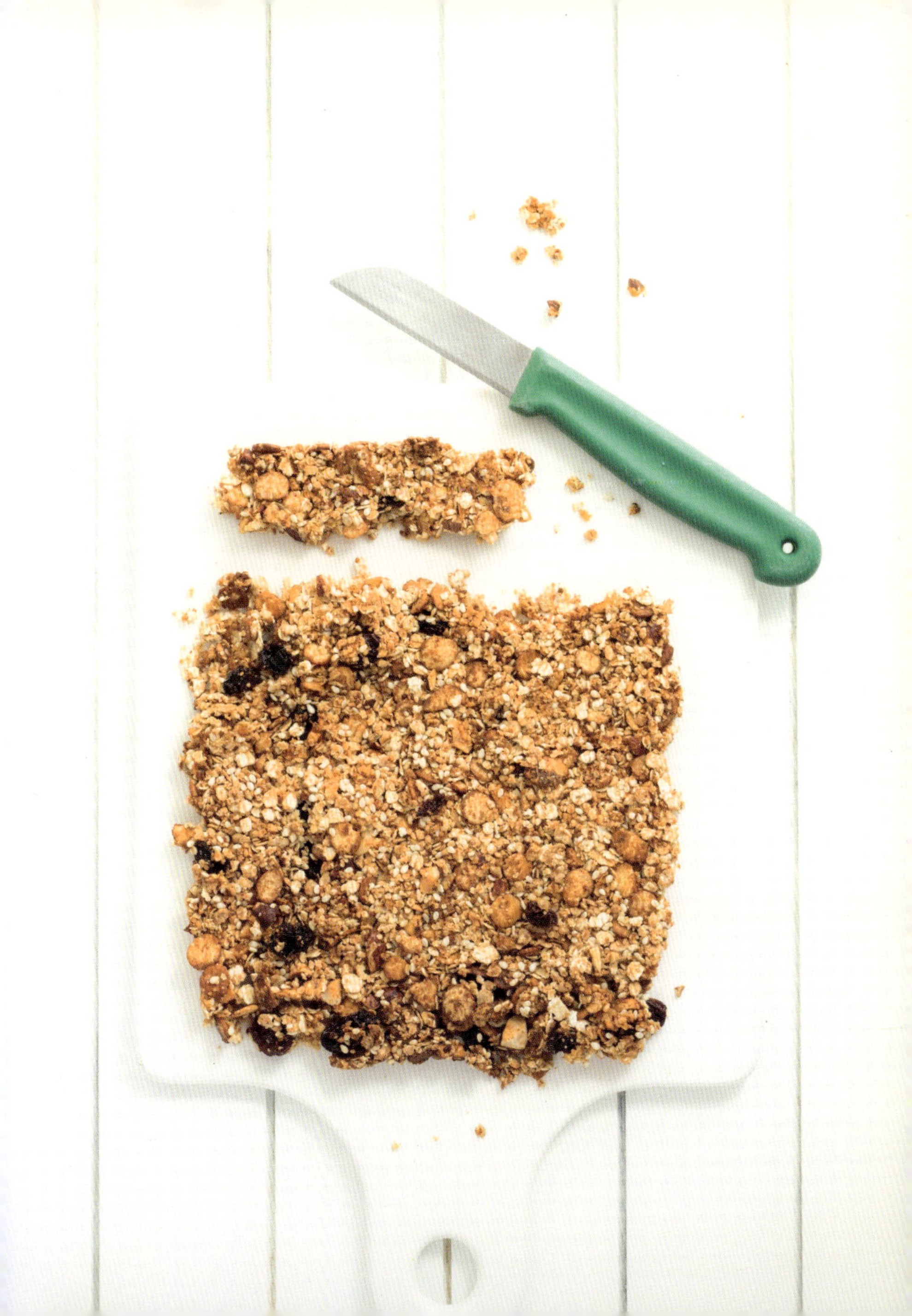

MADELEINES AUX PÉPITES *de chocolat*

Pour 6 personnes
Préparation : 20 min
Cuisson : 15 min
Repos : 15 min
Conservation : 3 jours dans une boîte hermétique

- 100 g de farine de blé
- 50 g de Maïzena®
- 40 g de sucre roux
- 60 g de margarine riche en oméga-3
- 60 g de pépites de chocolat noir
- 2 œufs
- ½ sachet de levure chimique
- 1 pincée de sel

1. Préchauffez le four à 150 °C (th. 5).

2. Mélangez dans un saladier la farine, la Maïzena®, la levure et le sel.

3. Dans un autre saladier, battez au fouet électrique les œufs entiers, le sucre roux et la margarine molle, mais non fondue.

4. Versez le mélange dans la farine et remuez à la spatule. Ajoutez les pépites de chocolat et mélangez.

5. Garnissez des moules à madeleine en silicone avec cette pâte et enfournez pour 15 minutes. Laissez tiédir avant de démouler.

ENFANTS SAGES

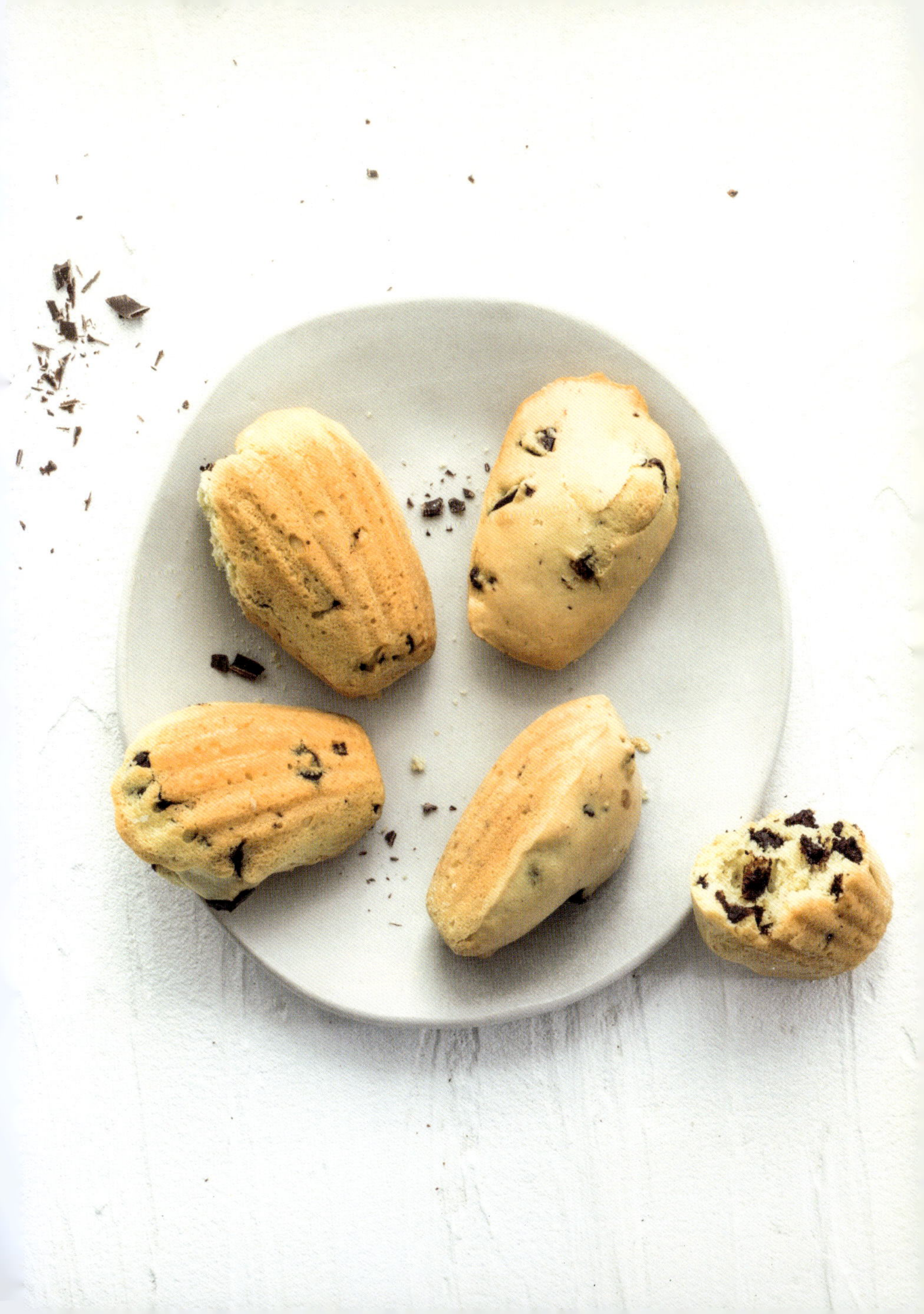

INDEX DES RECETTES

Ananas flambé, sauce sabayon, 146
Aumônières de saint-jacques, sauce à la crème, 108
Barres de céréales et fruits secs, 188
Bol d'avoine à la noix de coco, mangue et chocolat noir, 168
Bol de riz au tofu, bok choy et noix de cajou, 98
Bol énergisant de patate douce, 70
Bouchées d'abricot, 16
Bouillon thaï, 36
Bouillon vert, 38
Buddha bowl veggie, 44
Caponata d'aubergine, 8
Carbonara légère, 72
Carpaccio de radis noir, figues et ricotta, 84
Céréales de quinoa au sésame noir, 166
Chaï latte léger, 162
Champignons masala, 94
Chou kale grillé, croûtons au paprika, radis et vinaigrette au yaourt, 92
Chou-fleur rôti aux épices, 12
Clafoutis aux abricots, 154
Compote de poires à la badiane, 126
Crème au riz noir, 132
Crème de sarrasin grillé à la mangue, 130
Crèmes de poires et potimarron, 142
Crevettes au curry vert, 78
Crumble aux pêches et aux framboises, 134
Crumble de poulet et légumes du soleil, 64
Cuisses de lapin au romarin, carottes caramélisées, 109
Dorades royales au lait de coco, 102
Faisselles de chèvre, pois gourmands et graines, 10
Filet de poulet croquant mariné et sa salade, 110
Filet mignon au vin blanc et romarin, 118
Filets de merlan, mango salsa, 100
Flan de tomate et pommes de terre aux pignons, 57
Frites d'aubergine à la polenta, 14
Fruits d'automne au four, 144
Galettes au son, dés de poire, 186
Gaspacho de carotte et crème au curcuma, 34
Gâteau au yaourt et à la pomme, 156
Gâteau de yaourt glacé aux fruits, 152
Gâteau magique aux myrtilles, 150
Gâteau sans gluten aux courgettes, 56
Graines de chia, myrtilles et vanille, 170
Granola à la purée de cacahuètes, 174
Houmous de betterave, 6
Lait d'amande et de soja aux graines de chia, 164
Limande-sole, petits pois et salsa verde, 104
Madeleines aux pépites de chocolat, 190
Magic breakfast bowl, 172
Magrets aux groseilles, 112
Moules dans un bouillon, lait de coco et safran, 82
Mousses à l'avocat et au chocolat, 140
Muesli au yaourt de soja et au kiwi, 176
Muffins de quinoa courgette et feta, 22
Œufs au lait aux myrtilles et framboises, 138
Œufs brouillés au parmesan, 180
Œufs cocotte au saumon et sésame doré, 58
Omelette façon tortilla, 60
One-pot pasta aux légumes verts, 74
Onglet de bœuf mariné accompagné de ses légumes, 114
Pancakes au son d'avoine et myrtilles séchées, 184
Pannacotta à l'amande, 135
Papillotes de mangue à la vanille, 128
Petites crèmes chocolatées aux graines de chia, 136
Petits pains d'épice très légers à l'orange, 187
Petits pains de riz au sésame, 182
Pilaf de brocoli aux amandes, 68
Poêlées de chou kale au gingembre, 76
Porridge de flocons de riz aux fruits frais, 178
Quinoa rouge, algue, raisin et concombre, 66
Riz noir, courge et pesto de coriandre, 96
Rouleaux de printemps aux graines germées, 24
Rubans de courgette marinés, croûtons aux pistaches, 86
Salade d'asperges vertes au citron et amandes, 32
Salade d'orge perlé, lentilles et radis, 48
Salade de bœuf mariné, 88
Salade de céleri-rave, betteraves, carottes et pommes granny, 90
Salade de fruits aux baies de goji et graines de sésame, 120
Salade de lentilles corail, tomates et chou rouge, 46
Salade de pastèque et mozzarella aux noix, 28
Salade de poulet, fèves, fenouil et concombre sur toasts, 30
Salade de quinoa, betterave, pomme et feta, 50
Saltimbocca au citron, 116
Saumon, riz de coco et chou kale, 106
Smoothie à l'avocat, 158
Smoothie amande, fruit de la Passion et banane, 161
Smoothie aux figues et au beurre d'amande, 160
Sorbet aux fraises, 122
Soupe aux petits pois et crevettes, 83
Soupe de légumes et pâtes au pistou, 52
Soupe de lentilles au jambon cru, 54
Soupe de potimarron au curcuma, 42
Taboulé d'herbes et boulgour complet, 26
Tartares fraises et melon, 124
Tartelettes banane, fraises et framboises, 148
Tartelettes très light aux tomates, 23
Tartinade de fèves à l'orientale, 18
Tartinade de lentilles corail au sésame, 20
Veggie burger, 62
Velouté courgettes-pois chiches aux graines germées, 40
Wok de légumes au poulet, 80

CRÉDITS

Recettes – Zoé Armbruster : 6, 8, 12, 14, 16, 22, 28, 30, 34, 36, 38, 46, 56, 66, 68, 70, 74, 76, 82, 83, 84, 86, 90, 92, 96, 98, 100, 104, 106, 122, 130, 132, 134, 152, 158, 160, 161, 166, 168, 170, 172 ; Véronique Liégeois : 10, 18, 20, 21, 26, 32, 42, 44, 52, 54, 57, 58, 60, 62, 64, 72, 78, 80, 108, 109, 110, 112, 116, 118, 124, 126, 128, 138, 144, 146, 150, 162, 164, 175, 178, 180, 182, 184, 186, 187, 188, 190 ; Marion Beilin : 24, 40, 48, 50 ; Virginie Robichon : 88 ; Julie Soucail : 94 ; Valéry Guedes : 102, 111, 114 ; Emilie Laraison : 120 ; Alice Greetham : 135, 136, 140, 142, 148, 154, 156, 174.
Photographies/stylisme – Zoé Armbruster : 7, 9, 12, 15, 17, 23, 29, 31, 35, 37, 39, 47, 56, 67, 69, 71, 75, 77, 82, 83, 85, 87, 91, 93, 97, 99, 101, 105, 107, 123, 131, 133, 134, 153, 159, 160, 161, 167, 169, 171, 173 ; Emilie Laraison : 11, 19, 20, 21, 27, 33, 43, 45, 55, 59, 61, 63, 73, 79, 81, 117, 119, 121, 127, 129, 145, 147, 151, 162, 176, 179, 181, 183, 185, 186, 189, 191 ; Amandine Honegger/Sylvie Rost : 25, 41, 49, 51 ; Virginie Robichon : 89 ; Atelier Mai 98/Julie Soucail : 95 ; Valéry Guedes : 53, 57, 65, 103, 108, 109, 113, 115, 125, 139, 165, 187 ; Julie Bienvenot : 135, 137, 141, 143, 149, 155, 157, 175.